U0336058

皮肤有益菌

益生元和益生菌使皮肤更闪亮

Good Bacteria for Healthy Skin

Nurture Your Skin Microbiome with Pre- and Probiotics for Clear and Luminous Skin

【美】保拉·辛普森（Paula Simpson）　著

马彦云　主译

清华大学出版社

北京

北京市版权局著作权合同登记号　图字：01–2022–6389

图书在版编目（CIP）数据

皮肤有益菌：益生元和益生菌使皮肤更闪亮 /（美）保拉·辛普森（Paula Simpson）著；马彦云主译. —北京：清华大学出版社，2022.10

书名原文：Good Bacteria for Healthy Skin: Nurture Your Skin Microbiome with Pre-and Probiotics for Clear and Luminous Skin

ISBN 978-7-302-62064-8

Ⅰ.①皮…　Ⅱ.①保…　②马…　Ⅲ.①益生菌 – 作用 – 皮肤　Ⅳ.①R322.99

中国版本图书馆 CIP 数据核字（2022）第 195108 号

责任编辑：周婷婷
封面设计：刘艳芝
责任校对：李建庄
责任印制：丛怀宇

出版发行：清华大学出版社
　　　网　　　址：http://www.tup.com.cn，http://www. wqbook. com
　　　地　　　址：北京清华大学学研大厦 A 座　　　邮　编：100084
　　　社　总　机：010-83470000　　　邮　购：010-62786544
　　　投稿与读者服务：010-62776969，c-service@tup.tsinghua.edu.cn
　　　质量反馈：010-62772015，zhiliang@tup.tsinghua.edu.cn
印　装　者：三河市东方印刷有限公司
经　　销：全国新华书店
开　　本：185mm×260mm　　　印　张：8.5　　　字　数：157 千字
版　　次：2022 年 10 月第 1 版　　　印　次：2022 年 10 月第 1 次印刷
定　　价：158.00 元

产品编号：098087-01

读 者 须 知

~~~~~

我想把这本书献给我的丈夫凯文（Kevin）和我的女儿塞拉（Sierra）。即使在最困难的时期，他们持续不断的爱、支持和令人惊叹的幽默感让我的每一天快乐而明亮。我很感激他们。

为了我的父亲和兄弟，带着爱和美好的回忆。

译 者 名 单

主　审　刘　玮

主　译　马彦云

译　者　（按姓氏拼音排序）

刘　菲　谈益妹　王瑞艳

王银娟　徐　扬　张馨元

中 译 版 序

　　皮肤是人体最大的器官，也是与外部环境的主要接触部位，作为物理屏障保护我们的身体免受外来生物或有毒物质的入侵。皮肤上的褶皱、内陷和特殊生态位，也为各种各样的微生物（包括细菌、真菌、病毒等）提供了良好的栖息地，这些微生物大多数对宿主无害，有些甚至是有益的，这些微生物与皮肤共同构成了皮肤微生态系统。类似于肠道，皮肤上的微生物群落和宿主之间存在着良好而微妙的互惠平衡关系，它们通过调节皮肤内稳态、促进免疫系统的发育、调节代谢、阻止病原体入侵等方式，维持皮肤的健康状态。但由于同外界环境直接接触，同时受内源性因素的影响，这种平衡关系存在着较大的被打破的风险，从而导致皮肤屏障功能紊乱甚至皮肤疾病、感染的发生，例如寻常痤疮、特应性皮炎、湿疹、银屑病等，进而对情绪甚至整个机体健康产生影响。

　　近年来，由于人类对皮肤微生物组的兴趣越来越浓，以及探究复杂微生物群落的新兴技术的出现，人类对皮肤微生物群落结构、功能、相互关系等的认识和理解更加客观、深入，从而为微生物失衡导致的皮肤问题和皮肤疾病的解决提供了新的思路和治疗方法。

　　随着化妆品产业的发展壮大和前沿生命科学在化妆品中应用的不断深化，人类对皮肤微生态的探究和应用从生物学、医学延伸到了化妆品领域，通过调节皮肤微生态平衡实现皮肤健康和美容作用的微生态护肤潮流逐渐兴起并不断发展壮大，消费者对于皮肤微生态相关知识的求知欲越来越强烈，急需一本相关科普图书的出现，来了解什么是皮肤微生态、化妆品和皮肤微生态有什么关系、微生态护肤到底是不是噱头等。在这种形势下，该译作应运而生，从保护皮肤和肠道微生态健康的角度指导科学饮食、护肤，将抽象、枯燥的理论知识生动地展示在读者面前，对于非生物专业的大众消费者能起到很好的科普作用，顺应了时代发展的潮流。

原版书作者 Paula Simpson 是一名生物化学家和美容营养学家，在生物化学、营养、自然健康和美容领域均有深厚的造诣。该书用通俗易懂的语言向读者科普了皮肤微生态相关的基础知识，全书共包括9章：第1章介绍皮肤、肠道、大脑之间的关系，讲述了同样有着巨大微生物群落的肠道和皮肤是如何通过免疫、激素、神经递质受体途径进行信息沟通的；第2章介绍皮肤屏障和皮肤微生物群的组成和作用，皮肤微生态失调后对宿主产生的影响；第3章介绍生活方式对皮肤微生物菌群的影响，包括外界环境、外用药、化妆品、饮食等；第4章对益生元和益生菌进行概述，并介绍与皮肤微生物组相关的皮肤疾病，如寻常痤疮、特应性皮炎、湿疹、银屑病、敏感皮肤、头皮屑、光老化、酒渣鼻；第5章详细介绍益生元、益生菌和合生元的基础知识，例如它们的概念、种类、作用、发挥作用的途径、监管、生产方式等；第6章基于第1章中提到的肠-脑-皮轴的理论，讲述如何通过摄入微生物友好的营养物质来改善肠道微生物菌群，包括不同食物、草药、香料、饮品、膳食补充剂等对肠道微生物的影响，进而影响皮肤外观；第7章从皮肤护理的角度讲述外用益生菌、益生元、后生元等对皮肤微生物菌群的影响，以及怎样护肤有助于皮肤微生态健康；第8章用具体事例讲述实现皮肤微生态健康所需的饮食、护肤疗法、生活方式等；第9章介绍实现微生物美容的食谱。

除了对皮肤微生态相关的基础知识进行科普外，作者还分享了日常生活的小常识或小窍门，例如正确洗手的七步法则、怎样读懂益生菌产品的标签、什么是地中海饮食、如何自制含益生菌和蜂蜜的滋养面膜等，让读者在了解科学知识的同时能够体验到微生态护肤带来的乐趣，从而吸引读者不断阅读下去。

这几年，随着微生态护肤潮流的兴起，国内外不少品牌宣传"益生元""益生菌""皮肤微生态"等概念，有些品牌不仅推出了深受消费者喜爱的微生态护肤产品，在理论体系构建和应用实践方面也做了大量的基础研究工作，例如，研究不同皮肤问题人群的皮肤微生物菌群特点，联合皮肤科医生举办皮肤微生态大会，发布皮肤微生态与皮肤健康的中国专家共识，化妆品行业内专家还出版发行了《皮肤微生态》专著。这些都极大地推动了皮肤微生态理论在护肤领域的科学应用，使微生态护肤成为了国内化妆品行业最热门的细分领域之一。

该译作的出版发行在皮肤微生态科普方面具有重要意义，期待书中生动、通俗的语言能让消费者了解什么是皮肤微生态、皮肤微生态与皮肤健康的密切关系、如何通过使用化妆品来调节皮肤微生态平衡，从而真正懂得微生态护肤不是"伪概念"、均衡的皮肤微生态系统是保障皮肤健康的前提，继而吸引更多皮肤科专家和化妆品行业专家重视微生态护肤这一新兴领域，推动微生态护肤行业的高质量发展。

贾庆文

山东福瑞达医药集团有限公司董事长

山东省中医药学会副会长

2022年7月

目　　录

简　介

∿∿∿

　　让我们聊聊污垢。我的意思是真正的污垢。从构成地球和土壤的东西到物体、人类、动物和我们呼吸的空气。在我们肉眼所能看到的之外，存在着一种相互依赖的微生物群落，它们不断地与它们环境一起进化。

　　我说的是细菌。在过去的20年里，科学研究不断发展，也许正开始改变我们对细菌的看法。这些占据人体的微生物（细菌、真菌甚至寄生虫），在某些情况下可能对我们的健康有益而非有害。根据科学家的说法，"微生物"不应该再被视为"坏人"，因为它们并不都是有害的；相反，它们中的绝大多数起着有益的作用，保护我们免受有害病原体的侵害，保持我们健康的平衡[1]。

　　此外，抗生素的过度使用和不健康的西方饮食对微生物的组成和平衡构成了严重的威胁。这些因素削弱了微生物群的体内平衡（微生物及其基因的集合）和人体的整体健康。这种新的思维方式有可能颠覆我们现代西方的生活方式，从我们的饮食和皮肤护理到我们强迫性地维持过度无菌的环境。

生活在共生圈

　　想想看：我们不是孤立生活的个体而是移动的生态系统，并且不断适应变化的环境，我们处于一个共生的关系中。为了提高效率，共生关系需要持续发展，这是很长时间来共同进化的结果。细菌是地球上最早活跃的生物，其他生物也在生存和进化中与它们一起存在了数亿年。微生物对许多其他生物的生命活动是必不可少的，其中包括营养、繁殖和保护。

推 进 科 学

随着DNA测序技术的进步，研究人员现在可以描述出生活在我们体内的微生物的多样性。这些居住在我们体内的微生物群落被统称为"人类微生物组"。这一领域的研究在2007年得到了极大的推动，当时美国国立卫生研究院启动了人类微生物组项目（Human Microbiome Project，HMP），其目的是调查和描述我们身体不同部位的微生物。如今，随着一些基础工作的开展，我们能够发现微生物与我们（宿主）共生，且影响我们的健康[2]。

伴随这门迷人的新科学而来的是许多困惑和未知。我们没有一天不读到关于"有益菌"对我们的精神和身体健康的好处（更正规的说法是"肠-脑-皮轴"，我们将在第1章深入讨论）或为什么我们应该食用富含益生菌的食物还有营养品，或把它们涂在我们的皮肤上。在健康市场，还有最近的皮肤和头发护理市场，已经将细菌认为是最佳健康和自然美之间必不可少的一环。

我天生的好奇心引导我写这本书，希望能拆解关于皮肤微生物群的误解和过度解读。作为一个生物化学和营养学学者，我支持使用益生菌为我的客户提供饮食和补品。作为排毒的关键器官——消化系统是我们吸收大量和微量营养素的途径，同时排出毒素和废物。该系统是我们免疫系统的基础。当消化系统不健康时，整体健康也会受影响。但若肠道微生物群是平衡和正常的，那消化系统就可以有效地消化和吸收营养，并在毒素和病原体进入血液前就被全部排出。有关于此，我们将在第1章中详细讨论，尼格玛·塔利布（Nigma Talib）博士完成了一项出色的工作，她在自己的著作《年轻的皮肤始于肠道》（*Younger Skin Starts in the Gut*）中详细地概括了肠道和皮肤健康的关系。

我也花了很多时间与医学专家、企业共同研究、制定、专注于皮肤健康和美丽的天然保健品，因此，我对于皮肤微生物组及其对皮肤的健康和外观的影响十分感兴趣。除了肠道、肝、肾和肺，皮肤也是排毒器官，不仅如此，皮肤也是最容易受环境压力影响的器官之一。皮肤微生物组是复杂的、动态的和精密的生态系统。当这个生态系统处于平衡发展状态时，皮肤肤色均匀、湿润，不会有瑕疵或泛红。

　　我写这本书是为了让这个复杂的话题更容易理解，揭示科学合理但浅显易懂的使人"更漂亮"的细菌的一面，并帮助你使自己的皮肤更健康。

　　我希望你喜欢它！

Paula

第 1 章

肠－脑－皮轴

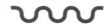

人类微生物组是由著名的遗传学家约书亚·莱德伯格（Joshua Lederberg）提出的，指的是在人体内和身上发现的所有微生物。超过100万亿的微生物生活在我们体内或身上，它们的数量比人体细胞还要多10倍。人体微生物质量大概为2.27千克，大约是人体质量的1%。有些细菌帮助我们消化食物，产生特定的维生素，支持免疫系统并保护身体免受外来入侵。不平衡的微生物组被称为"菌群失调"，与某些自身免疫性疾病有关，如糖尿病、类风湿关节炎、肌肉萎缩和纤维肌痛。肠道微生物组的慢性失调与肠漏综合征、炎症和体重增加等有关，它还会影响皮肤的健康和外观[3]。

你的身体和大脑在不断进行沟通。例如，肠道微生物组和大脑在不断地相互合作，以调节多种代谢、免疫、内分泌和神经系统。研究表明，精神压力可能改变肠道微生物群，并且在某种程度上肠道微生物群可以影响与压力有关的行为[4]。

你的皮肤也是众多神经信号的一个重要靶器官，这些神经信号可能对你的皮肤健康产生深刻的影响。这种"脑－皮肤联系"激发了神经学、微生物学、遗传学、生物化学和皮肤学等不可分割领域的研究人员去了解这个复杂的信号网络。如果你听说过"你的饮食造就了你"这句话，这句话对肠－脑－皮轴也是适用的，因为它经常根据饮食、生活方式和生活环境进行调整和改变[5]。所以，你也可以这么说："不仅仅是你的饮食造就了你，同时，你的生活也造就了你。"

微生物和你：速览

❋ 微生物是一种肉眼看不到的生物体。

❋ "微生物"是一个通用术语，用于描述不同类型的生命形式，包括细菌、真菌、藻类、原生动物和病毒。

✹ 微生物组被认为是生活在人体内和身上的微生物的基因组总和。我们所拥有的微生物数量大约是人体细胞的10倍。

✹ 我们从一出生就暴露在微生物中，微生物会根据我们所处的环境和气候、年龄、性别、饮食和生活方式持续繁衍和增加多样性。我们的基因构成也会对我们的微生物组产生间接影响。

✹ 微生物的种类繁多，有一种趋势是某些微生物在不同的身体部位具有生存偏好，如潮湿的皮肤和干燥的皮肤。

✹ 在皮肤微生态中，微生物间共存并努力维持一种"共生"状态，或与宿主保持平衡。皮肤微生物在保护宿主、提供营养和与宿主的免疫系统"沟通"方面是至关重要的，可保持最佳健康和平衡。

✹ 当微生物失衡时，称为"菌群失调"，菌群失调被认为是某些疾病进展和身体状况改变的一个诱发因素[6]。

这样想：你对压力的反应，你的食物摄入，以及你每天生活的地方和方式都会对你的肠道和皮肤微生物组产生深远的影响。这些外部压力源（无论是心理的还是环境的）都能改变肠道微生物群，若破坏它们的多样性和平衡，会对正常的消化造成压力。这种"受压的生态系统"削弱了肠道屏障功能，使有害的内毒素和副产品更容易通过肠壁并进入血液，这种情况被称为"肠漏综合征"。一旦这些内毒素进入血液循环，它们会刺激一连串的促炎症反应和不稳定的反应细胞（被称为"氧化应激状态"），从而攻击健康皮肤组织、改变皮肤微生物群平衡和健康。这个复杂的循环包括来自神经递质、激素、代谢物和微生物的一系列信号和反应，它们作为一个完整的系统共同工作。因为所有这些因素都是相互关联的，一旦这个复杂群体中的一部分失衡或出现问题，整个系统都会受影响——真的很神奇！

肠道和皮肤

身体的总体健康状况取决于三个基本要素：

1. 摄入营养的质量。

2. 营养物质的消化和吸收情况。

3. 毒素和废物的中和、清除情况。

当我们食用缺乏营养的工业加工食品时，即典型的西方饮食，食品污染物会造成"身体负担"。这会带给排泄器官（肝、肾、消化系统、肺和皮肤）压力，并使毒素循环到周边邻近组织器官，包括脂肪组织和皮肤。

人类的消化系统由消化管和消化腺两大部分组成，是一个由不同功能区组成的复杂系统，包括口腔、咽、食管、胃、小肠（十二指肠、空肠、回肠）和大肠（盲肠、阑尾、结肠、直肠、肛管）等。例如，口腔中至少有60亿微生物，而胃部微生物群的酸性略强，微生物种类较少，小肠和结肠的微生物群也是如此。肠道微生物群对人体健康发挥重要作用，包括合成维生素、分解化学物质和营养物质、支持脂肪代谢、战胜病原体以及平衡和发展免疫系统[7]。

肠道微生物群还能产生代谢物、神经递质和激素并进入血液改变皮肤状况。同时，皮肤能产生一系列化学物质，如维生素D，来调理肠道。如前面所述，当肠道出现屏障渗漏或肠道菌群失调（微生物失衡）时，肠道中的污染物和有害细菌会进入血液。这些有害细菌和内毒素会对细胞产生多米诺骨牌效应，在体内造成促炎症环境和氧化应激，对皮肤造成影响。益生菌和益生元的使用已被证明有助于稳定肠道微生物群，并最终对皮肤产生积极影响，包括改善皮肤老化、痤疮、特应性皮炎和酒渣鼻等[8]。

健康的肠道微生物群

※ 排毒并保护身体免受有害细菌的侵害（在被吸收进入血液之前）。

※ 维持免疫力。

※ 提高营养物质的生物利用率。

※ 平衡肠道酸碱度。

※ 维持和平衡皮肤微生物群。

大脑和皮肤

毫无疑问，压力是我们日常生活的一部分，我们都知道过度压力对健康的危害有多大。它会引发许多症状，如头痛和脑雾、消化系统不适、体重增加、心血管疾病、免疫力低下、血压升高、血糖问题、皮肤皱纹和情绪敏感等。

自2006年以来，美国心理学会"美国压力年度调查"研究了压力的来源及其对美国人健康和幸福的影响。2017年的民意调查结果显示，压力首次出现了统计意义上的显著增长。报告称，在该调查开展前的一个月中经历了至少一种压力的美国人比例从2016年的71%上升到2017年的80%。据估计，75%～90%的人访问初级保健医生与压力有关[9]。

除了急性的"战斗或逃跑"应激反应外，习惯性应激也对我们的健康有害。因为习惯性应激使下丘脑-垂体-肾上腺轴（hypothalamic-pituitary-adrenal axis，HPA）紧张，该轴作为人体的中枢应激反应系统连接着中枢神经和内分泌系统。当我们经历心理甚至生理压力时，大脑通过HPA激活一系列的激素释放反应，并刺激反应性应激激素的产生，这些激素会随时间逐渐升高。因此，当你长期处于紧张状态时，这些激素就像一辆超速行驶的汽车——最终耗尽汽油，我们将这种情况称为"倦怠点"或"肾上腺疲劳"。

你有没有注意到，当你面临比平时大的压力时，你的皮肤也会有反应？这不是巧合。科学家们在研究心理压力对皮肤的影响时，将这种联系称为"大脑-皮肤"轴。现已经发现痤疮、湿疹和特应性皮炎在情绪紧张的时候会更加活跃。皮质醇作为一种主要的应激激素，被发现在痤疮患者身上长期处于升高状态。根据研究，容易长痤疮的人更容易遭受压力和焦虑的困扰[10]。另外，在最近一项对医学生进行的研究中显示，心理压力的增加与痤疮的严重程度明显相关，研究人员认为HPA的过度活跃是一个主要原因[11]。此外，由于肠道有益菌的减少导致菌群失衡，容易长痤疮的人更有可能出现胃肠道不适[12]。你可以看到以上所有研究都强调了人类微生物组的力量以及与大脑、肠道、皮肤间的相互依赖。

当我们遭受压力时，可能会发生以下反应并影响皮肤（表1.1）：

❋ 作为神经内分泌和应激行为反应的中枢协调者——促肾上腺皮质激素释放激素（corticotropin releasing hormone，CRH）会受到刺激。CRH的异常刺激会加速皮脂分泌和炎症因子表达，促进痤疮的产生。

❋ 皮质醇从肾上腺释放，改变分泌皮脂的皮肤细胞的受体活动，促使皮肤分泌油脂并使毛孔堵塞。皮质醇还影响血糖水平，降低胰岛素敏感性，从而分解健康皮肤的胶原蛋白。

❋ 皮肤肥大细胞（炎症、超敏反应和过敏反应的调节器）变得更加敏感，并释放促进炎症的化学物质。

❋ 正常皮肤细胞的更新周期受损。

❋ 皮肤微生物群减少和多样性失衡，"坏"细菌的影响增加。微生物群的这种失衡降低了皮肤的pH值，增加了皮肤的发红和敏感性，并促使皮肤充血和产生瑕疵[13]。

表1.1　情绪压力对皮肤的影响[14]

心理应激	身体反应	皮肤影响
急性的	• 激活HPA，释放应激激素 • 促肾上腺（战斗或逃跑应激）	• 皮肤肥大细胞"打开"，促进皮肤炎症和敏感 • 正常皮肤细胞更新周期和活性受损
慢性的	• 循环甾体应激激素、皮质醇和儿茶酚胺过剩	• 增加的循环皮质醇使血糖升高，降低胰岛素敏感性，使皮肤更易受晚期糖基化终产物影响——糖交联并分解健康皮肤胶原和结构 • 促使油脂分泌、毛孔堵塞，使皮肤更容易出现瑕疵和痤疮 • 减少皮肤菌群和破坏其多样性，增加"坏"细菌含量，降低皮肤pH值以及削弱屏障功能，使皮肤对于环境攻击更加敏感

其实，肠-脑-皮轴比我在这里讨论的还要先进和复杂得多，但我希望你能看到精神状态对皮肤健康和美观以及对皮肤微生物组的影响和多米诺效应，你将在下一章了解更多。随着对人类微生物组研究的不断深入，我们越来越多地了解到益生菌可应用于心理健康和认知、免疫、消化健康、体重管理、皮肤健康等方面。随着我们对人类微生物组、微生物的生态系统及其活动的了解，这一领域的科学研究只会在我们的生活中变得更加实用。也许随着时间的推移，将重新定义我们的生活，改变我们对幸福的认知。

对抗压力的快速营养小贴士（拯救皮肤）

对大多数人来说，压力会影响他们所吃食物的数量和类型。不幸的是，我们在压力下选择的食物往往是劣质食物或"舒适的食物"，富含糖、反式脂肪、人工添加剂和防腐剂。

有压力时人们往往很难抗绝对食物的渴求，但营养才应该是压力管理下首先要考虑的因素。因为许多营养物质在应激反应时期消耗迅速，所以食物的选择应侧重于能支持能量代谢（生理和心理健康），和确保激素、消化系统的健康。

在接下来的章节中讨论皮肤微生物组和益生菌的益处时，我将给出更详细的建议以帮助你从内到外展示健康、获得有光泽的皮肤。但现在，这里有一些以营养为重点的建议来帮助你身心"平静""释放压力"（表1.2）。

表1.2　对抗压力的最佳营养物质

压力营养物质	重要性	食物来源
B族维生素	在碳水化合物分解为大脑可利用燃料时起到必要辅助因子的作用，也能支持肝脏排毒（如果肝脏反应迟缓，激素会失衡）。同时对产生"感觉良好"的神经递质5-羟色胺也很重要	动物性食物来源，全谷类和麸皮，豆类，豌豆，坚果。如果是素食饮食，需要额外补充维生素B_{12}，因为它只存在于动物性食物来源
铬（Cr）和锰（Mn）	是平衡血糖和胰岛素水平非常重要的矿物质。铬能维持胰岛素水平，所以葡萄糖在体内能得以平衡和利用。锰是体内葡萄糖转化为可用能量所必需的	啤酒酵母，黑麦，牡蛎，土豆，苹果，香蕉，菠菜，糖蜜，鸡肉，种子，豆类，豌豆和绿叶蔬菜（须生长在有机的、富含矿物质的土壤条件下）
脂肪酸	对抗与炎症和神经信号传导障碍相关的大脑缺陷。大脑中两种主要的ω-3脂肪酸是DHA和EPA，这两种脂肪酸必须定期摄入来完成对大脑能量的持续供应。这些脂肪酸有助于通过抑制食欲和调节血糖水平来保持能量与情绪的平衡	改善所有油类的质量：从精制油和氢化油改为富含必需脂肪酸的未加工植物油；选择全谷类（未碾磨的，新鲜碾磨的，发芽的）；豆类及其芽；新鲜坚果和种子；深色绿叶蔬菜；微藻。使用亚油酸和α-亚油酸脂肪酸平衡的油类，如亚麻籽油、南瓜籽油和奇亚籽油（使用冷榨或精炼的新鲜油） 从鱼类、鱼油（三文鱼、沙丁鱼、凤尾鱼）或者螺旋藻中摄取EPA和DHA
镁（Mg）	对能量代谢非常重要（食物转化为可用能量），并通过转化和生产松弛激素——前列腺素来促进身体的平静	绿叶蔬菜，豆类，豌豆，生的坚果和种子，豆腐，牛油果，葡萄干，小米和其他未精制的谷类

续表

压力营养物质	重要性	食物来源
钾（K）	对正常的肌肉和神经功能至关重要	富含于生鲜水果和蔬菜，豆类，豌豆，坚果和种子中
维生素C和生物类黄酮素	一些最重要的抗压和抗疲劳营养物质，是健康和生产肾上腺激素所必需的。当处于长期压力下，肾上腺疲劳会增加维生素C的需求。与维生素C一起，生物类黄酮素提供抗氧化和激素平衡特性，有助于平衡情绪和压力	柑橘类水果（果肉和果皮），辣椒，葡萄皮，黑莓，蓝莓。体内不能储存这些营养物质，因此需要每天补充
维生素E	是一种重要的脂溶性维生素，它有助于缓解激素失衡时产生的压力	最好的食物来源包括牛油果，小麦胚芽油，核桃和种子油
锌（Zn）	一种通过维持适当血糖水平和消化水平来帮助镇静情绪的重要矿物质。锌有助于提高消化功能并参与B族维生素的激活和碳水化合物的消化	富含于生鲜水果和蔬菜，豆类，豌豆，坚果和种子中

以此开始：

❋ 减少或限制糖、咖啡因和酒精的摄入——所有这些都会夺走身体必需的营养物质（如B族维生素），消耗肾上腺素并使身心疲劳。

❋ 保持饮食简单和少食多餐，这样对消化系统压力较小。

❋ 选择蔬果汁开启一天的饮食或在两餐之间饮用新鲜果汁（不加糖）。这些都能提供充足的抗压营养物质来稳定情绪和能量。

❋ 不要忘记高质量的精益蛋白质——蛋白质含有氨基酸，氨基酸对大脑健康和神经递质是必不可少的。

摄入更多：

❋ 海藻和深色绿叶蔬菜——富含维生素和矿物质，包括叶酸和镁（对具有调节情绪功能的神经递质、5-羟色胺和多巴胺很重要）。一个最简单的大量摄入绿色食品的方法就是将它们添加到你的早餐果汁中。

❋ 含色氨酸的食物，如火鸡、鸡蛋、南瓜籽——色氨酸是合成神经递质5-羟色胺必需的氨基酸。

❋ 发酵食品——压力会使消化系统和肠道微生物群紧张。益生菌食品，如发酵酸菜、泡菜、康普茶和腌制蔬菜都能促进肠道内有益细菌的生长。为了帮助有益细菌生长，可以选择益生元食物，如朝鲜蓟、大蒜、豆类、燕麦、洋葱和芦笋。你要尝试在饮食中更多地摄入这些食物，但要慢慢开始，以便你的消化系统能够适应它们。

※ 深色浆果（蓝莓、黑莓、石榴）——这些浆果的颜色来自其自身含有的花青素，这种抗氧化剂有助于多巴胺的产生并对抗体内的氧化应激。

※ 健康脂肪食品——高脂肪冷水鱼，如三文鱼、凤尾鱼和沙丁鱼，都有富含 ω-3 脂肪酸的二十碳五烯酸（eicosapentaenoic acid，EPA）和二十二碳六烯酸（docosahexaenoic acid，DHA），这些脂肪酸对我们的情绪健康起着重要作用。ω-3 脂肪酸的植物来源包括奇亚籽、核桃、亚麻籽和鳄梨（也是镁的良好来源）。这些脂肪酸有助于抑制食欲和调节血糖水平，以保持能量和情绪的平衡。

※ 调适性草本植物——在传统东方和欧洲的医药学中已经使用了数千年。调适剂有三个界定标准：帮助身体抵抗压力、在高压时期帮助正常化身体反应，以及最小的毒副作用。这些基于植物的化合物可以帮助正常化和增强身体（肾上腺、大脑、心脏、免疫系统）功能，抵御环境（生理、情绪、污染物）压力对体内正常细胞反应产生的不利影响；调适剂可以抵消压力产生的退化效应，以支持整体活力[15]。

一些最常用的调适剂包括人参、南非醉茄、红景天、醋栗（印度醋栗）、冬虫夏草、圣罗勒、玛卡等。由于一些调适剂对能量和活力恢复效果更好，而有些调适剂的镇静作用更佳，因此在考虑使用调适剂之前，必须做好研究以确保对你目前的健康状况没有影响。使用前请咨询保健医生。

第2章
皮肤微生物组——健康皮肤的缺失环节?

2007年起,我[1]将以往在营养、医学美容和营养保健方面的经验结合起来,在护肤和个人护理领域进行创新并开发了膳食补充剂。当时北美市场上几乎没有与美容相关的膳食补充剂,可供参考的研究极少,大众也缺少相关消费意识。"以内养外"这个概念最早在亚洲和欧洲被接受,即饮食、营养补充和局部的综合护理对于健康的皮肤和自然美至关重要,被称为"营养美容学"。我记得当年走进巴黎的一家药店,注意到许多护肤品牌在护肤产品旁边还提供膳食补充剂。对我而言,这并不是什么新鲜事——我坚信"饮食决定外形",随着时间的推移,这会体现在你的皮肤、外表和你的年龄上。那么,你为什么不将营养与你的外用疗法结合起来,展示你的自然美呢?为什么我们在北美忽略了这个概念?

早期的美容营养品配方主要关注由环境损伤引起的抗氧化防护。临床证明,紫外线照射和城市污染等侵害因素会导致大量"自由基"涌入受损细胞内。就像多米诺骨牌效应一样,自由基会夺走健康细胞的一个电子,生成新的自由基。抗氧化剂可以中和自由基,阻止它们破坏健康皮肤细胞。自由基老化是导致皮肤过早老化的主导因素,它主要由外部环境引起。

然而,自由基并不是导致皮肤过早老化的唯一因素。2015年和2016年,第二波美容营养产品潮在北美获得主流关注,这一次集中在胶原蛋白上。随着年龄的增长,皮肤胶原蛋白生成变缓,皮肤新陈代谢也随之减慢。皱纹源于真皮层胶原蛋白和弹性蛋白的结构分解(称为"皮肤胶原蛋白基质")。如今,大量胶原蛋白相关功能性食品和补充剂涌入市场,宣称会给皮肤、头发和美容带来益处。比如过去几年的"胶原蛋白热潮",大大加速了消费者对"以内养外"概念的认识和认可。

---

[1] 本书中的"我"指原版书作者。——译者注。

最近，越来越多皮肤微生态相关临床数据的发布，为更好地护理皮肤提供了第三种思路。细菌群与其物种之间的"平衡"概念被认为是皮肤恢复、舒缓和保湿的主要因素。从你居住的地方到你的饮食、你的个人卫生和护肤习惯，这些因素既能破坏也能滋养皮肤表面的微生物群。

从本质上讲，我认为这是一种由内而外的三重方法，包括健康皮肤和自然美的三个层次：

1. 用抗氧化剂保护［通过饮食、补充剂、局部护肤和防晒系数（sun protection factor，SPF）防晒剂］。我将在第7章和第8章的微生物组计划中更详细地讨论这一点。

2. 加强胶原蛋白生成的基础，补充动物或植物蛋白质、维生素和矿物质。胶原蛋白肽可强化和紧致皮肤结缔组织，强化并巩固头发和指甲。与牛、家禽或猪相比，我个人更倾向于海洋或植物性配方。

3. 通过饮食补充和局部护理平衡皮肤微生物群落，使皮肤舒缓、均匀、湿润和平衡。这就是益生元和益生菌的作用，将在接下来的章节中讨论。但要真正了解饮食和生活方式如何维持和平衡皮肤微生物群之前，先来了解一下健康皮肤的构成。

皮肤微生物组的结构、功能和重要性

首先从基础了解。细菌的细胞结构很简单，因为它们是单细胞微生物。它们没有细胞核（细胞的"大脑"及其DNA位点）。相反，细菌将其DNA包含在一个简单的环或结构中。细菌按其物种类型分类。在一个物种中，品系和亚群的不同关键在于它们的宿生部位、生存方式、可能产生的疾病以及许多其他特征。它们还可以通过细胞壁的性质、形状或基因组成的差异来进行区分。有超过1万亿种不同种类的细菌。虽然它们的构成相对简单，但了解细菌的复杂程度也非常重要。

你是数万亿微生物的宿主，这些微生物依赖于你生存，就像你依赖它们来获得健康、稳态的皮肤一样。微生物在你离开母亲子宫的那一刻被植入，且随着你年龄的增长而进化。婴儿时期开始接触到周围环境中的各种细菌，随着皮肤的不同区域产生水分、温度和腺体特征，独特的皮肤微生物群落出现并随着时间的推移变得越来越多样化。这些微生物生态位及其种群随着年龄的增长（如青春期）、生活方式和环境暴露的变化而不断变化[16]。

成年人的皮肤中含有多种细菌群落，这些群落在保护你的身体免受环境影响和维持你的皮肤免疫力方面发挥着重要作用。通常，我们认为细菌、真菌和病毒是有害入侵者，但实际上它们可以保护健康皮肤，防止病原体、侵略者和毒素破坏[17]。

如何检测皮肤微生物？

微生物学之父——安东尼·范·列文虎克（Antonie van Leeuwenhoek）在1674年第一次观察到了微观世界，从此科学家们开始对栖息在地球上的微生物产生兴趣。在20世纪50年代，皮肤病学研究人员使用细胞培养微生物的方法来检测及识别微生物。现在，研究人员已开始使用16S核糖体RNA测序方法识别不同种类和功能的微生物。"微生物组"一词是由诺贝尔奖获得者、遗传学家乔舒亚·莱德伯格（Joshua Lederberg）于2001年提出的[18]。因此，尽管皮肤微生物组是一个相对较新的研究领域，但科学家们对于人类与微生物之间关系的本质的好奇已经有着悠久的历史了。近年来，研究人员不断整合专业知识，以进一步了解和识别栖息在皮肤上的微生物，了解它们蓬勃发展的生态系统和多样化的群体交流如何对健康、平衡的皮肤起至关重要的作用。

皮肤结构

皮肤是人体最大的器官，约占体重的15%。虽然它看起来光滑平整，但它由许多凹陷和三个不同的层组成：表皮、真皮和皮下组织（图2.1）。一个完整的皮肤细胞周期，即一个细胞代谢到表皮层并最终脱落，大约需要6周。皮肤细胞平均每4周更新一次。这个过程随着年龄的增长而减慢[19]。

表皮（最外层）是皮肤最薄的一层，由角蛋白（一种增强皮肤坚韧的蛋白质）、朗格

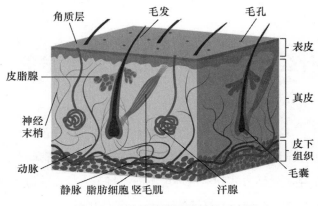

图 2.1　皮肤及其附属器结构示意图

汉斯细胞（阻止外来侵入者进入皮肤）和黑色素细胞（赋予皮肤颜色）组成。表皮还包括"角质层"的皮肤层，它是表皮最外层的无生命皮肤层，也是与外部环境隔绝的主要屏障。

真皮（中间层）位于表皮下方，是皱纹最先形成的地方。真皮包含滋养皮肤组织、毛囊和皮脂（油脂）腺并为其供氧的血管。它是新皮肤细胞产生的场所，含有合成胶原蛋白和弹性蛋白的成纤维细胞，可保持皮肤光滑和紧致。

皮下组织（最内层）位于真皮和下面的组织、器官之间。它主要由疏松的结缔组织和脂肪组织、供应皮肤的血管和神经组成，起到缓冲冲击和绝缘作用。此外，还包含不同的腺体，包括皮脂腺（产生皮脂）、外分泌腺（温度调节必不可少，遍布整个皮肤）[20]。

现在在镜子里看看自己的脸，或者看一眼自己的胳膊和腿。你所看到的是角质形成细胞，即构成大部分表皮的富含蛋白质的细胞。如前所述，表皮是一种坚韧的物理屏障，可抵抗有害病原体和毒素的进入，同时保留体内水分和营养[21]。最外层为角质层，是一种鳞状的、独特角质形成细胞的集合。这些是扁平细胞，富含蛋白质的角蛋白交联并嵌入脂质（脂质双层）中，形成表皮的"砖块"。这也是皮肤微生物组最活跃的地方，但研究表明，细菌也存在于表皮和更深层的皮肤组织中（图 2.2）[22]。

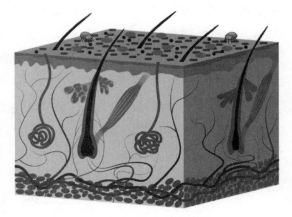

— 病毒　• 细菌　● 真菌　🦠 螨虫

图 2.2　表皮的微生物组

是什么构成了健康皮肤的微生物群落？

你的皮肤是一个由多种细菌群落组成的复杂生态系统。1cm² 的人体皮肤可以包含多达 10 亿个微生物。对成人而言，皮肤上居住着高度多样化的细菌群落[23]。由于基因型、年龄、性别、饮食、卫生、生活方式和生活环境不同，每个人的皮肤微生物组也是独一无二的。这些生活在我们皮肤上的数以万亿计的细菌、真菌和病毒构成了皮肤微生物组[24]。

皮肤微生物群（或皮肤菌群）包括两种类型：

1. 常驻微生物（主人），常驻宿主皮肤，在不断变化的环境中适应并重建。这些微生物通常是无害的，对皮肤有一定的益处。

2. 暂驻微生物（游客），它们不会在皮肤上永久居留，而是来自环境暴露并持续数小时或数天后消失。通常，"游客"也是非致病性的[25]。

这些细菌可以与我们的皮肤形成互惠共生（宿主和微生物共同受益）、共生体（其中一个受益）或有害［宿主和（或）微生物受到伤害］关系。我们皮肤的免疫系统负责管理微生物群落并维持有益的微生物-宿主关系[26]。

你的皮肤也为细菌提供了不同的生存环境。局部区域环境决定了居住和进化的细菌群落类型。皮肤有三种主要生态环境：干燥（如前臂、臀部、背部）、湿润（如腋下、肘内侧、腹股沟）和皮脂腺（如头皮）。干燥皮肤环境中的细菌多样性似乎最大。尽管人类皮肤微生物群具有一般特征，但皮肤微生物的组成和丰度因人而异，并且会根据我们的年龄、健康状况和所处的环境不断进化和适应。成年人的皮肤区域通常有 4 个主要的门或细菌群：放线菌、变形菌、厚壁菌门和拟杆菌[27]。在这些门中，葡萄球菌、棒状杆菌和丙酸杆菌占皮肤上细菌类型的 60% 以上。细菌也可以从我们皮肤上的皮脂、汗液和脂肪中获取营养[28]。

关 键 角 色

我们的皮肤实际上对细菌不是很友好，因为皮肤呈酸性，水分含量低，覆盖着富含盐分的汗水,并且充满抗菌分子。此外,它不断暴露于来自人体外部环境的污染物和侵略者[29]。尽管如此,细菌已经找到了一种不仅可以生存,而且可以在皮肤内茁壮成长并成为正常菌群的方式[30]。这种平衡被称为"共生状态"。

以下三种关键的细菌类型(属)能够很好地在皮肤上生存,并在微生物中占主导地位。

葡萄球菌属也称为"葡萄状球菌",包含至少 28 个菌种,其中有些种类会引起传染病,但大多数不会。表皮葡萄球菌(*S. epidermidis*)是最主要的菌株(亚种),还包括人葡萄球菌(*S. hominis*)、头葡萄球菌(*S. capitis*)和腐生葡萄球菌(*S. saprophyticus*)等其他菌属。在显微镜下观察时,它们呈圆形,聚集在一起时就像一串葡萄,可在有氧或无氧条件下生存,更喜潮湿环境。葡萄球菌属可承受汗液中的高盐分,虽然它们可能是汗味产生的原因,但它们对于加强皮肤屏障和为皮肤提供额外养分很重要。表皮葡萄球菌还能够产生一种酶来减缓和对抗某些有害细菌的生长,如金黄色葡萄球菌,这些细菌会导致侵入性皮肤感染和(或)毒素类疾病,如食物中毒和中毒性休克综合征。过度使用局部抗生素和口服抗生素可能会损害表皮葡萄球菌这组健康的皮肤细菌[31]。

棒状杆菌是一组最常见于潮湿和皮脂腺部位的细菌,包括拥挤棒状杆菌(*C. accolens*)、杰氏棒状杆菌(*C. jeikeium*)、解脲棒状杆菌(*C. urealyticum*)、无枝菌酸棒状杆菌(*C. amycolatum*)、微细棒状杆菌(*C. minutissimum*)和纹带棒状杆菌(*C. striatum*)。棒状杆菌是"喜脂"细菌,依靠从环境中获取脂肪来生存,因此,它们主要分布在皮肤油性区域。它们也可以在高盐环境中茁壮成长,并可能依赖汗液中的一些维生素来生存。某些菌株与慢性皮肤病有关,包括红癣(一种导致棕色斑块、发痒、鳞状皮肤的病症)和凹陷性角质松解症(一种在脚底和手掌上发现的细菌感染)[32]。

丙酸杆菌是一种厌氧菌,存在于皮肤、毛孔和毛囊的低氧环境中,以皮脂物质(腺体中产生脂肪,防止皮肤失水)为食。痤疮丙酸杆菌是引起寻常痤疮最重要的角色,但其他几种也常见于皮肤上,如贪婪丙酸杆菌(*P. avidum*)和颗粒丙酸杆菌(*P. granulosum*)。它生存在毛孔和毛囊中,可通过阻止有害细菌进入毛孔来帮助皮肤。痤疮丙酸杆菌还产生精氨酸。精氨酸是一种氨基酸,可为皮肤蛋白合成提供能量。当处于平衡状态时,这种细菌会建立起抵御外来入侵者的强大屏障;但在青春期时这种细菌大量繁殖并产生使皮肤失去平衡的化合物,造成皮损。过度使用抗菌肥皂会破坏其自然生态系统和平衡[33]。

当你考虑这些细菌和其他细菌如何与我们的皮肤作为一个活的生态系统工作，它们如何为皮肤的整体健康做出贡献的时候，科学家们正每天不断学习，并研究微生物群是如何来帮助我们的皮肤的，比如：

1. 保护作用。我们的皮肤或常驻皮肤细菌会形成屏障或生物膜，为抵御有害病原体和侵略者提供第一道防线。某些常驻菌种还可以抑制有害细菌的生长和活动。

2. 保障和增强皮肤免疫力。皮肤是一个强大的免疫器官，与微生物组具有协同关系，并不断交流。一些细菌菌株能够"增强"皮肤的免疫功能，而另一些菌株则有助于在皮肤受损后最大限度地减少炎症。

3. 增强皮肤屏障功能。皮肤菌群相互作用并可能影响皮肤物理屏障功能，使我们免受环境侵害并锁住皮肤水分。金黄色葡萄球菌和棒状杆菌已被证明会产生代谢副产物或刺激皮肤天然保湿因子生成[34]。

避免生态失调

当皮肤的平衡被破坏时，皮肤会处于失调状态，这是我们应尽力避免的。皮肤细菌的活性和成分或免疫反应的变化会引发炎症、加速皮肤老化和引起其他慢性病[35]，我现在将重点介绍这些问题，并在后面的章节中进行更详细的讨论。

失调及你的皮肤微生物组

作为一个有生命的生态系统，皮肤微生物群会不断适应并与宿主交流。当它平衡时，这种状态被称为"共生"。但是，当微生物群失衡时，就处于"生态失调"状态（图2.3）。生态失调产生的原因可能是我们的环境或应用于皮肤的产品改变了其微生物群落的组成。它也可能由我们的营养和健康状况引发，这会影响我们的免疫力和（或）促进全身炎症。在任何一种情况下，这些干扰都会破坏微生物群的正常平衡，并被认为会导致皮肤炎症和某些疾病[36]。

特应性皮炎

特应性皮炎是一种使皮肤泛红、不舒适和发痒的疾病。它可以影响任何年龄段的人群，但在儿童中常见。通过对皮肤微生物组的研究发现，患有这种疾病的人往往在受影响的皮肤部位有大量金黄色葡萄球菌[37]。金黄色葡萄球菌的过度定植被认为会对皮肤的自然平衡和微生物多样性产生负面影响，增加皮肤患病可能性。其他研究发现，真菌和其他潜在有害细菌也会影响皮肤免疫力，使皮肤过敏并增加特应性皮炎发病的风险。研究还发现，肠道菌群多样性与特应性皮炎之间存在相关性[38]。

银屑病

银屑病是一种慢性自身免疫性疾病，会引发皮肤细胞快速堆积。它会产生发痒的红色皮损，外观呈银色鳞片状，更常见于肘部、膝盖和头皮。虽然

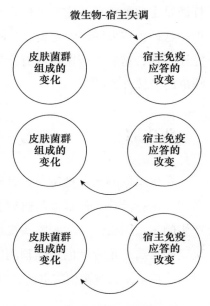

图2.3 生态失调是皮肤微生物群内的一种不平衡状态，会对宿主产生负面影响。皮肤微生物群的这种变化可能受到不同生活方式和环境因素的影响，这些因素会改变皮肤菌群的组成，可能抑制皮肤免疫力并促进慢性炎症

银屑病通常被认为是一种遗传病，但自20世纪50年代以来，有学者认为它和微生物有关，当时人们认为银屑病与引起喉咙感染的细菌有关[39]。最近的研究发现，某些细菌菌株过多，即变形杆菌和链球菌群中的菌株在银屑病中比在健康皮肤中更活跃，从而影响皮肤微生物群的多样性[40]。另一项研究能够确定银屑病患者的皮肤微生物多样性低于健康皮肤[41]。尽管银屑病还有其他因素需要考虑，但值得注意的是，银屑病皮损部位微生物多样性是降低的[42]。

寻常痤疮

从黑头和白头到粉刺，"寻常痤疮"是我们通常所说的"痤疮"的学术用语。我们在生活中都曾经历过发生痤疮的阶段，但当它变成慢性和变严重时，也会导致持久且难看的瘢痕。这种情况涉及毛囊和毛囊周围皮脂腺的阻塞和（或）炎症，最终产生皮损。尽管与寻常痤疮相关的因素有多种，但微生物的参与是主要原因之一。痤疮丙酸

杆菌是主要致病菌，它在那些容易出现皮损的区域内定植并成为皮肤微生物群优势菌群。这种生态失调伴随着炎症，而皮脂的过度产生会加剧这种情况的发生[43]。一项研究还发现，这些致病菌株具有产生抗生素耐药性的能力，因此综合性疗法是治疗这种痤疮的最佳方法[44]。

头皮屑

头皮屑影响头皮健康，并且会导致皮肤剥落和瘙痒。迄今为止，主要使用抗真菌类产品进行治疗，但最近的研究表明，头皮微生物群落的不平衡也可能是导致头皮屑产生的关键因素。一项观察头皮屑生理状况的研究发现，细菌——而不是真菌——是决定头皮屑严重程度的最强预测因素。对于未来的治疗方法，研究人员建议相关产品可以重新平衡头皮微生物群落，以更好地管理和维持健康的头皮[45]。

敏感性皮肤

敏感性皮肤是指皮肤对某些因素产生包括紧绷、刺痛、灼热、麻刺和泛红的高反应状态，而正常状况下皮肤不会产生这类反应。尽管研究仍处于初期阶段，但有迹象表明，角质层（皮肤的外部可见层和微生物最活跃的部位）受损和皮肤pH值的变化会导致生态失调。这些综合效应可能是导致皮肤过度反应或敏感的原因[46]。

第3章

生活方式和皮肤微生物组

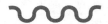

2005年，美国癌症流行病学专家克里斯托弗－威尔德（Christopher Wild）提出了"暴露组（exposome）"一词，以描述个体在一生中经历的全部暴露[47]。作为对外界环境可见的两种器官之一（另一个是眼睛），我们的皮肤终生暴露在一系列的压力之下。2016年，欧洲科学家合作定义并界定了所谓的"皮肤衰老暴露组（skin aging exposome）"。他们提出了皮肤衰老暴露组的定义，以及加速皮肤老化的混合因素[48]。

影响皮肤衰老暴露组的因素主要分为以下几类：

✳ 太阳和数码产品辐射。

✳ 空气污染、烟雾。

✳ 烟草烟雾。

✳ 营养。

✳ 压力和睡眠不足。

✳ 化妆品[49]。

如今，皮肤衰老的研究正突破SPF，转向更综合的"生命防护系数"（life protection factor），即关注我们的环境（太阳光、数码产品辐射和污染）、生活方式、饮食和心理健康如何影响我们的皮肤健康、老化和外观[50]。由于皮肤微生物组在暴露的皮肤上最为活跃，因此只有忽视皮肤衰老暴露组中各种元素本身的作用，关注它们对皮肤微生物组的潜在影响才有意义。

我们全身都有"微生物群落"

皮肤微生物组具有高度的适应性，并且与肠道微生物组相比个体之间的差异更大。这种"微生物群落"不仅受我们的年龄、遗传和健康状况的影响，而且还受环境、生活方式、宠物、饮食和我们用于皮肤的产品的影响。有趣的是，居住在农村每天与大自然接触的人，会接触到更多不同的微生物，这有助于保持皮肤微生物群的多样性和增强免疫力[51]。据研究，生活在富含微生物的土壤的环境中能使皮肤与各种微生物接触，可以加强皮肤生态系统的平衡，控制潜在的有害病原体在皮肤上的传播[52]。

另外，随着城市化进程中绿色空间的不断破坏和城市的不断扩张，我们接触到的自然界产生的微生物越来越少，而这些微生物可增强我们的适应能力和抗病能力[53]。肠道和皮肤微生物多样性的降低与自身免疫、炎症、皮肤和精神健康状况的改变有关[54]。现代生活方式和城市化正在挑战研究人员，让他们重新思考被广泛认可的"卫生假说"，并将注意力转向"生物多样性假说"，该假说认为减少接触天然微生物群落的机会会增加患自身免疫性疾病的风险[55]。尽管我们的母亲在我们还是孩子的时候也是这么要求我们的，但正如研究证明的那样，我们现在还是"太干净"。

〜〜〜〜〜〜〜〜〜〜〜〜〜〜〜〜〜〜〜〜〜〜〜〜〜〜〜〜

正如世界过敏组织的共识声明中所强调的，"生物多样性的丧失导致环境和人类微生物群之间的相互作用减少。这反过来又可能导致人类的免疫功能紊乱和耐受机制受损"[56]。

〜〜〜〜〜〜〜〜〜〜〜〜〜〜〜〜〜〜〜〜〜〜〜〜〜〜〜〜

角质层和皮肤微生物组协同工作

想想你的皮肤是怎么暴露于空气和环境中的。从衣服中的合成物到护肤品中的化学物质，我们的皮肤竟然有如此强的适应能力。我们的皮肤为我们提供了第一道防线，通过不同的机制进行被动和动态的防护[57]。我们经常把皮肤称为外部环境的"屏障"，但它的作用更像是一个过滤器，允许环境中部分微生物、化学品和副产品的扩散，渗透到皮肤深层并可能进入血液中。上文曾提到，皮肤的外部可见层，即角质层，是皮肤微生物群最活跃的地方。角质层和微生物组紧密合作来调节皮肤渗透物。角质层、皮肤微生物组和环境之间的这种持续互动，可以对我们的皮肤和整个免疫网络产生重大影响[58]。当角质层和微生物组是健康和平衡的时候，我们的免疫防御以及抵御入侵者和环境压力的能力是可迅速复原的。你可以在图3.1中了解到你的皮肤微生物组每天与许多因素的相互作用。

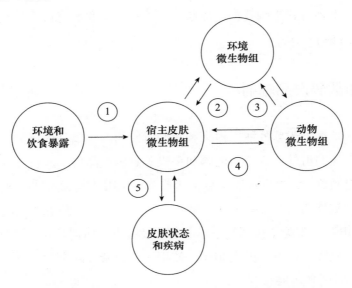

图3.1 微生物与人类（宿主）、动物和环境的关系

1. 污染、饮食、外用药和抗生素暴露——抗生素和药物、饮食的转变、化妆品/护肤品、空气污染物和紫外线可以改变皮肤和人类微生物组的多样性和稳定性。

2. 环境——城市化和室内环境会阻碍人接触对健康皮肤和人类微生物组至关重要的微生物。

3. 和4. 环境/宠物和宿主——与动物共处有助于皮肤微生物组的多样性（和自身强化）。这已经在对儿童的研究中得到证明，而且在那些养宠物的人中，过敏率也有所降低。

5. 皮肤微生物组对皮肤状态/疾病的影响——这些环境和生活方式影响皮肤微生物组的健康，反过来又对皮肤的健康和外观有所影响。城市生活和现代生活方式缺乏对自然和绿色空间的接触，限制了人类与微生物的接触，而这些微生物有助于增强皮肤微生物组的免疫力，避免出现敏感性或反应性皮肤、痤疮、特应性皮炎、湿疹、酒渣鼻和头皮屑[59]。

影响皮肤微生物组的环境因素

环境可通过多种方式影响我们的皮肤。在本章节中我们将讨论最重要的两点：紫外线/数码产品辐射和污染。

紫外线和数码产品辐射

我们的皮肤长期处于紫外线、污染和我们所使用的化妆品的压力之下。临床证据还表明，除了阳光照射外，我们与电脑和手机等数码产品持续人机互动，使我们的皮肤暴露于氧化应激源下，这在皮肤早衰中起着核心作用[60]。我们与数码产品辐射之间持续人机交互已被证明会改变我们的天然皮肤生物学平衡；研究人员将其称为"烤肤综合征"。平板电脑、智能手机和笔记本电脑等设备也会加剧紫外线辐射。一项研究发现，与不使用手机或平板电脑的人相比，使用手机时紫外线辐射增加了36%，而使用iPad等平板电脑时则高达85%[61]。

那么这对皮肤微生物组有什么影响呢？紫外线对微生物的主要影响之一是DNA损伤，这可以改变居住在皮肤上微生物群落的生存和活动[62]。紫外线还能抑制免疫系统功能。皮肤微生物群和免疫系统是不断沟通以保持平衡的。当皮肤微生物群被削弱时，感染性病原体就容易入侵皮肤[63]。长期暴露在紫外线下会导致健康微生物的数量、活动和传播发生变化，会扰乱免疫系统和常驻微生物群落之间的正常运作，使你的皮肤变得更加敏感，更容易受到有害病原体和入侵者的影响[64]。

污染

环境科学家已经开始研究空气污染加剧与皮肤之间的潜在联系，例如成人痤疮的增加。最近的研究表明，皮肤早衰和炎症或过敏性皮肤病与长期大量接触空气污染物有关[65]。这是由于你的皮肤对于某些化学空气污染物来说犹如"海绵"，如多环芳烃（polycyclic aromatic hydrocarbons，PAHs）、挥发性有机化合物（volatile organic compounds，VOCs）、氧化物、颗粒物（particulate matter，PM）、臭氧（O_3）和香烟烟雾[66]。这些毒素在皮肤中积累，堵塞毛孔，消耗细胞的氧气，破坏皮肤结构和功能。

为了研究污染和其对皮肤微生物组的潜在影响，中国的研究员选取了231名居住在大城市（人口超过100万）和特大城市（人口超过1000万）的女性志愿者，评估了从两组人的脸颊拭子中提取的微生物的基因活性。该研究发现，生活在大城市和特大城市的女性皮肤微生物组间具有明确的差异。最明显的差异是生物群系的组成变化——生活在特大城市女性的皮肤微生物多样性较少。研究人员还注意到，由于较低的微生物多样性和密度，那些生活在特大城市的女性有一个相对较为脆弱的微生物网络，其皮肤对慢性病更加敏感。他们的结论是由于皮肤微生物群的不太健全，特大城市的女性皮肤病发病率更高[67]。

了解到污染对我们的皮肤健康有负面影响并不令人惊讶。值得探究的是它是如何影响皮肤的。根据目前的证据，有几种不同的作用途径：

* 空气污染物，如一氧化碳、重金属、氮氧化物、臭氧、二氧化硫、挥发性有机蒸气和颗粒物，可以引发皮肤常驻微生物的氧化压力，导致微生物组崩溃，使皮肤更容易受到损害[68]。

* 暴露在外的皮肤是由富含脂质和蛋白质的皮肤细胞组成的，当其暴露在城市污染物中时，这些细胞会被损坏。皮肤的抗氧化剂含量也会逐渐枯竭，皮肤屏障功能被削弱，使得毒素有可能到达皮肤的深层。随之污染物可能诱发一系列炎症反应，损害皮肤细胞的正常功能[69]。

* 由于皮肤微生物组主要在角质层上，正常残留的皮肤微生物也会受到空气污染的干扰。一项研究观察到，在有臭氧的情况下，残留的皮肤微生物减少了50%[70]。在对暴露的感染皮肤的研究中已证实，微生物多样性的改变和致病菌株如痤疮丙酸杆菌（导致痤疮的主要菌株）的过度活跃有关[71]。

* 污染颗粒残留在皮肤上，堵塞毛孔，限制组织的氧气供应。这导致皮肤pH值和皮脂分泌的变化，以及皮肤抗氧化剂如维生素E的减少，为炎症和细菌性皮肤病的发生提供了绝佳的环境[72]。

挑战"卫生假说"

在当下社会，我们痴迷于清洁产品！从杀菌剂到抗菌肥皂和消毒剂，我们不断地擦洗和使用的清洁产品会对皮肤微生物组产生负面影响。

我们对消毒的过度依赖可能为具有耐药性和潜在有害的病原体入侵我们的皮肤提供新的机会[73]。请记住，微生物组是一个动态和定植的微生物社区，与免疫系统紧密合作以保持共生状态。如果我们不断地将皮肤暴露在抗菌剂和抗生素中，这些抗菌剂和抗生素会将有害的病原体与促进健康的"常驻"定植群落同时去除，那么皮肤的免疫系统和微生物组怎么能保持共生状态呢？答案是不能。

我们的手是大多数细菌传播的门户，是临床和医院环境中暴发疫情的常见原因。经过临床验证的去除细菌和病毒的抗菌肥皂通常含有乙醇、异丙醇或正丙醇。这些产品已被证明可以去除80%的细菌和病毒[74]。肥皂水洗手是临床中另一种首选方法[75]。

正确洗手的七步

手是病菌传播的主要途径。世界卫生组织建议采用七步洗手法，以避免有害病菌的传播和预防医疗相关的感染。七步洗手法整个过程需要20～60秒，洗手时间取决于你的手有多脏。以酒精为基础的清洁剂或肥皂水是首选。当没有肥皂水时，寻找一种至少含有60%乙醇的产品会是一个很好的选择。

第1步：打湿手，使用足够量的肥皂（硬币大小）。

第2步：将手掌相互揉搓。

第3步：揉搓每只手的背面。

第4步：将手指交错在一起进行揉搓。

第5步：揉搓手指的背面。

第6步：揉搓指尖。

第7步：揉搓大拇指和手腕[76]。

通过正确的洗手方式，我们可以减少病菌的传播和感染。但是，正是对消毒剂的过度使用和依赖，可能使我们皮肤的自然生态发生改变，使其更容易受到有害微生物和环境的影响。此外皮肤呈弱酸性，pH值为5或略低于5（健康的微生物在弱酸状态下生长）[77]。然而肥皂是碱性的，pH值为10。一项研究发现，皮肤微生物在pH值为4～4.5的情况下附着在皮肤并生长得最好，而当pH值呈碱性为8～9时会驱散这些健康的微生物[78]。因此当我们过度使用消毒剂时，实际上我们正在减少我们的皮肤微生物群。

手部消毒剂、局部和内服药物也会伤害皮肤微生物组。这样想吧：为了防止感染扩散，我们通常会局部使用抗生素和抗菌剂来抑制更多致病细菌的定植。但抗生素和抗菌剂如何影响整个微生物群落呢？它们把一切都消灭了！我们对肥皂和消毒剂的过度依赖，以及对抗生素药物的滥用，正在消灭保持皮肤健康的良好微生物和菌落。一项动物研究发现，用抗生素治疗皮肤会立即引起细菌组成的转变，并在治疗后几天内保持这种状态[79]。抗菌剂的效果没有那么强，但也会引起皮肤细菌种群的轻微变化。抗生素和抗菌剂都减少了葡萄球菌的生长和活动，葡萄球菌是能与金黄色葡萄球菌病原体竞争并控制其潜在有害生长的一个重要的常驻细菌群体。研究人员用健康的葡萄球菌菌株对皮肤进行了修复，发现被抗生素和抗菌剂破坏后，其抵抗金黄色葡萄球菌的能力降低了100多倍！研究人员认为，尽管抗生素和抗菌剂能起到控制细菌感染扩散的作用，但它们也对保护皮肤免受潜在有害病原体侵害的常驻皮肤微生物群的活力和平衡产生负面影响[80]。

另一项研究考察了两种最常见的口服抗生素——阿莫西林和阿奇霉素的效果，以及短期使用是否对人类微生物群有长期影响。他们在6个月内对一群居住在一起的人的粪便、唾液和皮肤标本进行采样，发现在口服抗生素的短短3天内，肠道和口腔的微生物群多样性发生了明显的变化，对皮肤也有一些影响。那些服用阿莫西林7天的人在微生物多样性方面的转变和减少最为显著。该研究的结论是常用抗生素可能导致微生物群多样性的持续减少，这可能会对人类维持健康和抵抗力产生影响[81]。尽管使用抗生素在世界范围内都是急性感染的核心治疗方法，但对抗生素的过度依赖可能会长期削弱我们保护自己免受病原体影响的自然能力。

上述研究和更多的研究均表明，微生物对于维持皮肤健康是必不可少的。因此，现在显然是时候摒弃需要使用卫生产品去除所有微生物的想法了。相反，卫生产品应致力于在减少病原体的同时增加或维持那些有助于保护皮肤和维持共生的常驻微生物数量[82]。通过先进的测试方法和研究，科学家们不断发现特定菌种新的基因特性和活动性，这将有助于现在和未来研发此种类型的产品[83]。关于护肤品益生菌，我们将在第5章和第7章中更详细地探讨这个问题。

外用药和化妆品

根据定义，个人护理产品是一种用于局部以及身体和头发护理的，不影响身体结构或功能的非药用产品。它们被用于清洁、柔肤、保湿、补水、去角质、护理、平滑、舒缓、除臭、赋香和造型[84]。

我们非常喜欢化妆品！当走进一家美妆店时，我经常被用于皮肤和头发的大量产品所淹没。曾经，为了健康的皮肤，人们只推荐三个步骤——清洁、保湿和涂抹SPF产品。而如今，则细化为很多步骤，每个步骤都有很多产品和小工具宣称能帮助你实现肌肤光泽。然后你开始化妆，包括粉底、BB霜、眼影、腮红、高光粉、散粉……你能想象你每天在皮肤上用了多少化学物质吗？一项环境工作组对2300人进行的调查结果显示，成年人平均每天使用9种个人护理产品，包含126种独特的化学成分[85]。其中一些成分由于其潜在的健康问题被各项研究和媒体所关注，这也是环境工作组创建化妆品数据库的原因之一，该数据库强调了常用个人护理成分的用途和整体安全评估[86]。

外用面霜、散粉、乳液、喷雾和其他化妆品都含有可能改变皮肤微生物组的化学物质和防腐剂[87]。初步研究表明，用于维持外用产品保质期的防腐剂会减少常驻微生物的多样性并降低其数量。正如你已知的，皮肤微生物群的定植和组成的变化会导致微生物群适应和防御环境方式的转变[88]。令人振奋的是，新兴文化理念的转变和对天然、非合成护肤品的需求正在推动配方的更新和制造技术的发展，为市场生产出更稳定、更有效和更少加工的产品。新理念倡导团体的发展和"纯净美妆"品牌的增加为人们提供了一个简明易懂的教育平台，使人们能够忽略包装，真正理解标签上的成分说明。精简饮食和纯净美容正成为超级食品的代名词，植物成分正在成为主流。益生元和益生菌以及它们对健康和美容的独特好处也是如此，因为它们与我们的微生物组息息相关。我们将在第5章了解更多这方面的信息。

"十二金刚"

尽管我们最近听到了更多关于纯净美容的声音，但这并不是一个新话题，而是一个日益受到关注的领域，因为我们越来越意识到化妆品中化学品的使用对健康有影响。2010年，环保倡导团体大卫-铃木基金会发表了一份题为《"十二金刚"，应避免的化妆品化学成分》的报告。报告中提到，个人护理产品中有1/8的成分是工业化学品，包括致癌物、杀虫剂、生殖毒素和激素干扰物。许多产品包括增塑剂（保持混凝土柔软的化学品）、脱脂剂（用于去除汽车部件上的污垢）和表面活性剂（降低水的表面张力，如油漆和油墨）。

该报告强调以下成分是需要注意的"十二金刚"。

1. 丁基羟基茴香醚（butylated hydroxyanisole，BHA）和2,6-二叔丁基对甲酚（butylated hydroxytoluene，BHT）

2. 煤焦油和染料

3. 二乙醇胺（diethanolamine，DEA）

4. 邻苯二甲酸二丁酯

5. 甲醛释放型防腐剂

6. 对羟基苯甲酸酯类

7. 芳香剂（又名"香精"）

8. 聚乙二醇（polyethylene glycol，PEG）化合物

9. 石蜡

10. 硅氧烷

11. 月桂醇硫酸钠

12. 三氯生[89]

饮 食

正如第1章所述，你的肠道微生物组与你的皮肤微生物组息息相关。这种肠道-皮

肤轴与某些皮肤疾病有关，如寻常痤疮、特应性皮炎和银屑病[90]。炎症和屏障缺陷或"肠漏"（当未消化的副产品和毒素进入血液时）也对你的皮肤健康有影响。例如，已发现肠道细菌过度生长或菌群失调会增加痤疮的发生风险[91]。既然消化是我们吸收、代谢能量和营养物质以及排泄毒素的方式，那为什么不把营养作为健康皮肤的基础呢？有趣的是，这并不是一个新的调查领域；事实上在1911年，一位名叫米尔顿·H.麦克（Milton H. Mack）的胃肠病学家就曾建议科学界把肠道健康作为影响痤疮和湿疹等皮肤疾病的因素[92]。

现代西方饮食被认为与许多慢性病有关，因为它缺乏营养丰度，而且依赖几乎没有营养价值的化学物质。就像多米诺骨牌效应，饮食摄入直接影响我们的肠道健康，然后影响我们的皮肤。具体机制如下：

✵ 我们通过饮食摄入的微生物能够改变肠道微生物群落结果并产生异常信号，这些信号能到达皮肤并发生互作效应。

✵ 这些来自肠道信号的副产物有能力改变皮肤微生物群的多样性和活性。

✵ 我们通过饮食摄入的化学品和毒素可能绕过肠道，直接进入血液并影响皮肤微生物组[93]。

我们不能忽视饮食的影响以及肠道和皮肤之间的密切关系。许多因素与之相关，但饮食摄入确实对皮肤微生物组的生态和健康产生了间接的影响。从食物到口服益生菌，都可能有效地控制炎症性皮肤病如痤疮，肠道有助于调节皮肤免疫功能以及影响皮肤微生物群的自然生态[94]。

在这一章中，我们了解了微生物组如何适应环境以及如何被我们所接触的东西改变。我们还了解到，通常我们认为是"好"的东西实际上有可能会损害皮肤微生物组的自然稳定性和强度。作为一个有生命的生态系统，你的皮肤微生物组包裹着你的全身，与你的外部环境互作和适应，同时保护你免受有害入侵者的侵害。如果我们不照顾好它，使健康的微生物能够茁壮成长，那么可能会增加我们患某些皮肤病的风险。这就是我们将在第4章讨论的内容。

第4章

与皮肤微生物组相关的皮肤病

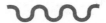

正如前几章所讨论的，我们对皮肤微生物组作为一个动态的和有生命生态系统的新认知正在改变我们护理皮肤的方式。这促进了一些创新整合的方法和产品用以保护、滋养和平衡皮肤微生物组。

本章的重点是更详细地讨论皮肤微生物组产生影响的条件；同时介绍益生元和益生菌，及其从内而外对恢复和平衡皮肤的相对重要性。

益生菌和益生元简介

我敢肯定你如果正在读这本书，应该已经熟悉或听说过益生菌和益生元了。伴随着人类微生物组学研究的进展，益生菌和益生元对健康的益处正不断得到阐明。我们可以在食物标签、膳食补充剂中看到它们，最近甚至出现在了护肤产品上。但它们究竟是什么？它们与皮肤健康又有什么联系呢？

随着越来越多人接受人类微生物组是构成健康的一个重要因素这一观点，人们急于寻找支持这一观点的证据，其中益生菌成为关注的焦点。益生菌是活的微生物，当其作为食物或膳食补充剂食用时对人体（宿主）有好处。从婴儿到成人，其对胃肠健康和免疫的益处，以及对认知和皮肤健康的影响（肠-脑-皮轴理论）已被广泛研究[95]。

大多数益生菌属于产乳酸的细菌，通常可从酸奶和发酵牛奶等食物中摄取。在食品工业中，益生菌能够提供抗菌特性、增强风味和（或）提高营养剂的营养价值或生物利用度。益生菌具有广泛的健康益处，包括：

❋ 通过平衡pH值稳定肠道健康，促进肠道菌群健康，解毒/中和有害病原体，提高饮食和补充剂中营养物质的吸收和生物利用度。

❋ 加强和平衡免疫系统，帮助控制体内炎症和过敏反应[96]。

虽然益生菌最近才开始受欢迎，但它们其实已经存在了很长时间。通常它们被用来发酵食品和延长保质期。天然含有益生菌的食物包括嗜酸乳/酸奶、白软干酪、发酵奶油和酪乳、酸乳酒、泡菜、康普茶、味噌、腌菜、酸菜和酱油[97]。

由于典型的西方饮食中充满了加工和化学保存的食物，我们现在所摄入的富含益生菌的食物要比我们的祖先少。而传统的农业和制造方法也同样降低了我们食物中的营养，随之导致身体的慢性低度炎症状态。这种持续性的系统炎症会给我们的身体带来压力，被认为是许多慢性病或疾病的前兆，包括一些皮肤疾病[98]。基于益生菌对调节免疫和炎症反应的影响，它们为通过微生物组和免疫系统平衡维持皮肤健康提供了一个极好的选择。我可以单独写一本关于益生菌的书，因为它对健康的益处是如此之大！但我们在这里的关注重点是了解它们与皮肤微生物组的联系及其对皮肤微生物组的影响[99]。

益生菌

益生菌是国际公认的适量使用有助于宿主健康的活微生物[100]。益生菌根据其种群（属）和亚种（如果适用）来命名和辨认。因此，你看到的一种叫"植物乳杆菌 HY7714（*Lactobacillus plantarum* HY7714）"的益生菌，则其中"乳杆菌（*Lactobacillus*）"是属名，"植物（*plantarum*）"是种名，HY7714代表特定的菌株/亚种。

一种益生菌必须具有以下能力：

1. 对宿主产生有益的影响。

2. 在产品的整个保质期内存在并保持活性。

3. 通过胃肠道仍能存活，黏附在肠道内壁并定植。

4. 对病原体产生抗菌物质。

5. 稳定肠道微生物群，于肠道健康有益。

最被广泛研究和使用的益生菌是乳酸菌，特别是乳酸杆菌和双歧杆菌[101]。

注意：加工和加热都有可能破坏益生菌，所以要注意标签上是否标注"含有活性培养菌"。

益生元

虽然益生菌和益生元听起来很相似，但它们彼此之间具有差异，于健康的益处也有很大不同。益生菌是通过发酵自然产生的具有活性的有益细菌。益生元是在水果、蔬菜和豆类中存在的一种膳食纤维。当通过饮食摄入益生元时，益生元为肠道和结肠中已经存在的微生物提供了养料。它们还能刺激有益菌的生长和活性，以改善肠道微生物群的健康和平衡[102]。益生元不受胃酸或热处理的影响，比益生菌更稳定，因此我们应该更经常地摄入益生元以获得它们对健康的益处（建议人体每天摄入大约5g益生元纤维，而现代饮食中通常能摄入2～3g）[103]。最常见的益生元是菊粉和低聚果糖，这两种都存在于植物性食品中。通过增加纤维的摄入量，人体对益生元的摄入量也会随之增加，但要注意营养密度较大的植物来源有菊苣根、洋葱、大蒜、燕麦、芦笋、蒲公英、大麦、苹果皮、菊芋、香蕉、韭菜、亚麻籽、麦麸和海藻[104]。

微生物、益生菌、益生元和慢性皮肤病

皮肤是微生物、表皮细胞和免疫受体之间相互作用的一个复杂网络。当微生物出现失衡时，免疫系统对环境入侵者或护肤产品的应答就会受影响，受影响的还有皮肤组织的整体健康和功能。这时益生菌和益生元即可发挥作用。越来越多可信的临床证据指出，益生菌和益生元可以帮助皮肤的生态系统正常和管理慢性皮肤病[105]。

寻常痤疮

痤疮是由多种因素引起的，包括炎症、氧化应激、激素和胰岛素水平的波动，以及皮肤毛囊内皮脂和角蛋白的过多分泌。白头（或粉刺）是皮肤碎片、细菌和皮脂扩张和毛囊堵塞而形成的。多年来，痤疮在成年人中已非常常见。专家指出，包括饮食、生活方式、压力和污染在内的外部因素是痤疮发展的驱动因素。由于多重影响导致了痤疮，欧洲皮肤科医生在2017年的共识会议上提出了"痤疮暴露（acne exposome）"

一词。它是基于与痤疮相关的促成因素的总和，包括营养、药物，以及化妆品、污染物、气候、心理和生活方式等因素[106]。

在前面的章节中，我们了解到皮肤微生物群也与痤疮有关。皮肤微生物的平衡和混杂会影响痤疮或瑕疵皮肤的发生及决定其严重性[107]。易发痤疮皮肤上的微生物多样性较少，且两种常驻菌——痤疮丙酸杆菌和表皮葡萄球菌之间的平衡失调。虽然痤疮丙酸杆菌通常会参与健康皮肤的维护，特别是在油性皮肤毛囊内的痤疮丙酸杆菌，但它也可以作为一种机会性病原体[108]。当皮肤微生物群稳定或处于共生状态时，表皮葡萄球菌与痤疮丙酸杆菌相互作用并抑制对方过度生长。然而，由健康状况、生活方式或环境变化引起的改变会增加皮肤毛囊内的痤疮丙酸杆菌的活跃性和定植。这种堆积会减少微生物多样性，并形成致病性涂层或"生物膜"，进一步加重痤疮[109]。典型的治疗方法包括外用和口服抗生素，以平缓炎症、减少病原体的过度生长。然而，抗生素已被研究证明会同时消灭好的和坏的微生物。另外，痤疮丙酸杆菌也可能对抗生素产生耐药性！

长期使用抗生素和其他治疗方案的副作用促使专家们寻找治疗痤疮皮肤的可替代的自然疗法[110]。随着人们对皮肤微生物群的日益关注，利用细菌来防治和管理痤疮是很有前景的。益生菌无论是单独口服还是辅佐典型处方药服用都已被证实具有治疗效果[111]。在人类临床试验中，益生菌补充剂有助于清洁皮肤和明显减少痤疮的发生。研究人员提出，当益生菌用作膳食补充剂时，可能有助于抑制炎症和氧化应激，控制皮脂生成，平衡肠道菌群，重建皮肤屏障功能和水合作用[112]。在一项研究中，与不服用益生菌补充剂的半数患者相比，另一半患者在相同护理下服用含有250mg嗜酸乳杆菌和双歧杆菌口服补充剂的疗效更好[113]。另一项试验比较了益生菌联合或不联合抗生素米诺环素的使用疗效，研究者得出了应考虑将益生菌作为痤疮管理的一个选项的结论，因为益生菌具有抗炎作用，能减少长期使用抗生素而产生的潜在不良影响[114]。还有一项研究表明，在饮用含乳酸菌的发酵乳饮料12周后可显著减少痤疮皮损，并有助于控制皮脂生成[115]。2018年，研究人员评估了益生元补充剂对小样本女性成人痤疮的影响，在补充某种益生元3个月后（饮食和生活方式没有其他变化），间接改善了受试者的血糖控制及其皮肤状况[116]。

由于这些研究，我们知道不稳定的血糖和胰岛素水平、炎症和氧化应激都与痤疮的发生有关。我们还知道补充益生菌和益生元（称为"合生元"）可以减少系统性氧化应激和炎症发生，间接改善成人痤疮。这些类型的研究不断地证明了皮肤并不是孤立工作的。我们食用的东西会影响我们的皮肤，甚至有可能平衡和重建我们皮肤的健康。

一些外用益生菌和细菌菌株也有助于痤疮皮肤健康的重建。人体体外研究表明，当局部使用益生菌时，益生菌有助于平衡皮肤微生物群和屏障功能，控制炎症，并对痘痘提供抗菌作用[117]。例如，当表皮葡萄球菌（痤疮皮肤缺乏这种细菌）局部应用于痘痘时，它能通过发酵抑制和减少痤疮丙酸杆菌[118]。这项研究首次表明细菌干扰可以控制微生物优势，改善皮肤状况。

各种益生乳酸菌也可以有助于痤疮的管理[119]。一项试验显示，在局部使用益生菌粪肠球菌 8 周后，痤疮炎症减少了 50% 以上[120]。另一项为期 7 天的试验发现，当局部使用嗜热链球菌益生菌菌株时，受试者会分泌更多的神经酰胺（有助于形成皮肤屏障所需的脂质并帮助保持水分）[121]。神经酰胺的增加加强了受试者的皮肤屏障，恢复了其皮肤健康，稳定脂肪，并对痘痘产生抗菌作用。在另一项研究中，发现益生菌菌株唾液乳杆菌可以抑制痤疮等常见的皮肤炎症[122]。

益生元对痤疮性皮肤的影响也在临床试验中得到了验证。一项研究使用蔗糖作为常驻菌表皮葡萄球菌的益生元来源，然后将其应用于痘痘，发现在有痘痘的地方使用蔗糖可以重建皮肤微生物的平衡，控制痤疮丙酸杆菌的过度生长，并清洁皮肤[123]。

特应性皮炎和湿疹（潮湿皮肤）

特应性皮炎是一种导致皮肤不适和瘙痒的疾病，其外观可能呈红色或片状。值得注意的是特应性皮炎和湿疹略有不同，但两词经常被混用或作为一般术语描述许多类型的皮肤炎症。

正如我们已经了解到的，微生物能与我们的免疫系统进行交流，以调节和保护我们免受环境中有害病原体的侵害。微生物多样性对于维持皮肤微生物组的平衡和健康也很重要。在特应性皮炎中，皮肤健康细菌的多样性普遍较低[124]。这种菌群失调被认为是导致特应性皮炎的驱动因素，有必要采取新的治疗方案[125]。通过对 17 项已发表的系统性综述研究发现，特应性皮炎与非常低的微生物多样性和金黄色葡萄球菌、表皮葡萄球菌的过度繁殖有关。研究人员证实皮肤微生物菌群失调是导致特应性皮炎的一个主要因素[126]。此外，流行病学研究表明，食物过敏、现代护肤方式和过度清洁（"卫生假说"）也是导致特应性皮炎发生的因素[127]。

利用皮肤微生物组的知识和解决微生物失调对特应性皮炎等疾病的影响，为管理和治疗开辟了有前景的新方向。2015 年，一个加拿大皮肤科专家小组探讨了皮肤微生物组对特应性皮炎的作用，他们一致认为：

1. 在特应性皮炎患者中，皮损部位的皮肤微生物组与皮肤未受损部位的皮肤微生物组不同。

2. 特应性皮炎的恶化和较低的细菌多样性密切相关。

3. 使用含有抗氧化和抗菌成分的产品可能增加特应性皮肤微生物组的多样性[128]。

用益生菌来恢复肠道菌群和皮肤菌群的研究已经在许多人类临床试验中进行并产生不同的结果[129]。随着试验的发展，使用益生元和益生菌能缓解特应性皮炎症状的证据越来越多。剩下的问题在于确定正确菌种/菌株的混合方式、使用剂量和持续使用时间[130]。一项研究对患有特应性皮炎的婴儿和儿童（年龄3个月至6岁）应用了7种益生菌和益生元低聚果糖（fructo-oligosaccharide，FOS）混合的合生元。研究结论为益生菌和FOS的混合物在临床上改善了儿童病情[131]。饮食或益生菌补充剂可以调节炎症和（或）过敏反应，有助于稳定肠道微生物群进而能够舒缓特应性皮炎[132]。

银屑病（干燥皮肤）

银屑病最常发生在皮肤干燥部位，如手肘、膝盖和躯干，皮肤会发红，出现鳞屑，并有斑块状外观。银屑病是一种免疫介导的炎症性疾病，影响了全球2%～4%的人口。除了遗传倾向外，一些环境因素如细菌感染和失调，以及抗生素治疗和饮食都会使病情加重[133]。半个多世纪前就有报道说，细菌是银屑病的潜在诱因，特别是链球菌（导致咽喉感染的细菌）。近年来，人们发现与健康皮肤相比，银屑病患者皮肤部位的微生物多样性较少，易导致健康常驻菌失调[134]。

还有人认为，斑块型银屑病是由于对某些微生物的不耐受形成的，这些微生物导致了皮肤细胞的快速堆积[135]。其他研究表明，一些微生物与银屑病的恶化有关，包括金黄色葡萄球菌和马拉色菌[136]。

重新平衡肠道‒皮肤菌群可能是改善银屑病的一个推进方向，特别是使用益生乳酸菌。研究人员发现，每天服用一定剂量副干酪乳杆菌的银屑病患者，皮肤敏感度较低，皮肤屏障功能和水合作用得到改善。另外一项动物研究显示，戊糖乳杆菌具有抑制皮肤疾病相关炎症反应的能力[137]。甚至，饮食习惯的改变也有助于银屑病患者外观的改善。银屑病患者通常对麸质蛋白敏感或不耐受，当其遵循无麸质蛋白饮食时，皮肤健康和外观均得到改善[138]。

敏感或反应性皮肤

当你的皮肤属于敏感或反应性皮肤时，你的皮肤可能对任何物质都会产生紧绷、灼热、刺痛或变红的反应。皮肤屏障受损、皮肤pH值变化和肠道菌群失调都可能影响皮肤的免疫反应和微生物群，激起敏感的皮肤反应。局部使用益生元有可能舒缓敏感皮肤，因为益生元有能力刺激或减少细菌生长，以重建微生物共生关系[139]。一项研究中，40名健康的成年女性单独服用益生元低聚半乳糖或伴益生菌短双歧杆菌4周后，皮肤屏障和水合作用均得到明显改善。研究还发现，含有益生元和益生菌的合生元补充剂可以减少肠道内可能干扰皮肤的毒素[140]。

头皮屑

头皮屑影响了全球约50%的人口，它受3个因素的影响：皮脂、微生物代谢和菌群失调。头皮被产生皮脂的皮脂腺单元和增加水分的汗腺所覆盖。皮脂的分泌往往在青少年时期到30岁中期达到最高，然后开始下降。皮脂也是细菌和真菌生长、活动的食物来源，这意味着过剩的皮脂可能会影响头皮上的皮肤微生物群[141]。其中真菌产生高水平的刺激性脂肪酸会刺激皮肤细胞的生产，从而导致头皮脱屑和起皮[142]。当菌群失调时，细菌微生物也会加重头皮屑的产生[143]。

一项针对140名妇女头皮微生物组细菌和真菌多样性的临床试验，发现健康头皮上痤疮丙酸杆菌与表皮葡萄球菌的比例高于有头皮屑的头皮。此外，细菌还可能参与供应健康头发和头皮所必需的维生素和氨基酸，特别是生物素、维生素B$_6$、烟酸和赖氨酸的生成。这项研究同其他研究的结论都表明了致力于恢复头皮菌群的产品（特别是在抑制葡萄球菌活动的同时增强丙酸杆菌的活动）能更好地管理和支持头皮健康[144]。

由于细菌对头皮微生物组的重要性，益生菌应考虑为未来治疗头皮屑的选择。在欧洲的一项研究中，对患有中度至重度头皮屑的健康男性应用了益生菌副干酪乳杆菌雀巢文化系列2461（Nestle Culture Collection 2461，NCC 2461）（ST11）。据报道，在使用56天后受试者头皮健康得到明显改善，炎症减少。由于没有不良反应，该研究得出结论，益生菌对头皮屑治疗有效的原因可能是重建了皮肤屏障和皮肤免疫系统，从而恢复和平衡了头皮微生物组[145]。

从这些研究中，我们知道了头皮屑是由头皮微生物组失衡、皮脂过度分泌和其他因素引起的，包括皮肤pH值的变化、头发产物的堆积和过度清洗。关注益生菌补充剂和局部使用洗发水等新式综合方法可以为恢复头皮健康和减少头皮屑副作用提供更有希望的结果。

光老化

我们都知道光辐射对我们的皮肤不好。除此之外，随着年龄的增长，自然的皮肤抗氧化防御系统会变迟钝，且更容易被环境压力所压垮（如第3章所述）。随着时间的推移，光老化的直观影响可能包括细纹和皱纹的产生、肤色暗沉和皮肤弹性的丧失、皮肤厚度和更新的下降、色素沉着、毛细血管发炎和破裂，以及皮肤水分的流失[146]。

紫外线辐射（ultraviolet radiation，UVR）对皮肤微生物组影响的研究较少，但新的证据表明不同的微生物可能对紫外线有特殊的敏感性。我们的皮肤微生物有规律地与免疫受体沟通以保持皮肤健康。因此，当阳光照射削弱我们的皮肤免疫系统时，与紫外线相关的皮肤微生物群也可能发生变化。我们现在已知，微生物群落的任何变化都会打破平衡，并对皮肤的免疫应答产生负面影响[147]。

好消息是益生菌的使用看起来可以成为延缓皮肤老化和支持皮肤免疫长期抵抗光辐射的潜在选择[148]。在一项人体临床试验中，健康女性受试者服用益生菌约氏乳杆菌和类胡萝卜素抗氧化剂10周，与未服用补充剂的受试者组相比，服用补充剂的女性在阳光照射后皮肤恢复更快[149]。另一项为期12周关于益生菌植物乳杆菌HY7714的研究显示，应用HY7714降低了女性皮肤干燥、光老化及皱纹的严重程度，明显改善了皮肤水合作用和皮肤弹性[150]。其他益生菌菌株，包括嗜酸乳杆菌和鼠李糖乳杆菌，也被证实能减少或对抗长期日晒引起的老化效应[151]。

本章我们了解到了微生物在调节皮肤免疫系统中的重要性，对进一步了解益生菌在对抗长期日晒相关的皮肤压力方面的潜在作用具有重要意义。

酒渣鼻

酒渣鼻与持续的皮肤发红有关。酒渣鼻通常发生于人体的面部，以鼻子或下巴上最为突出。许多因素可能引发酒渣鼻，包括毛囊虫和马拉色菌过多，抵消了皮肤生态系统以及肠道菌群中的幽门螺杆菌感染。不正常的皮肤脂肪酸组成也是酒渣鼻的特征。

它使皮肤干燥，也改变了微生物间的平衡[152]。

恢复肠道和皮肤微生物组的平衡对酒渣鼻的治疗很重要。包括益生菌群如乳酸菌和（或）双歧杆菌，益生元和饮食变化都有助于常规酒渣鼻的治疗，恢复肠道和皮肤健康[153]。

现在对于皮肤微生物组的研究才刚刚开始揭示微生物与皮肤、肠道和免疫系统的复杂关系。当微生物处于菌群失调状态时，它们可能会对皮肤免疫和代谢产生重要影响，助长某些皮肤病的发生。

通过饮食、补充剂或局部干预，益生元和益生菌可能提供新的有前景的治疗方法以稳定和养护皮肤，使其恢复到平衡和最佳健康状态。

让我们在第5章中进一步了解它们。

第 5 章

关于益生元和益生菌你应该了解什么？

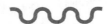

前面的章节中我们了解到我们是同微生物共存的，这些微生物不断同皮肤细胞和免疫系统进行信息交流，维持皮肤健康，起到保护皮肤的作用。我们还了解到虽然皮肤上存在一些主要的常驻细菌菌群，但是由于每个人的皮肤生化体质和生活方式不同，导致微生物种类和数量的差异，从而形成了因人而异的皮肤微生物群落。

在第 4 章中我们了解到益生元和益生菌可以帮助维持皮肤免疫并促进有益菌的定植。基于系统地综述，使用益生元和益生菌（及我们将在本章中了解到的后生元）的口服疗法可能能够预防和治疗儿童和成人的特应性皮肤症状[154]。

尽管益生元和益生菌已经成为近年来的热门话题，但是，关于它们是什么，以及在阅读食品、饮料、膳食补充剂和护肤品的成分标签时需要关注什么，仍然有很多困惑。在这一章中，我们将讨论一些关于益生元和益生菌的基础知识，这样你就可以做出明智的选择。

常见的益生菌

"益生菌"一词源于希腊语，意思是"为了生命"。20世纪60年代，它被正式定义为"一种微生物分泌出的能够刺激另一种微生物生长的物质"。10年后，在定义中增加了以下内容："有助于肠道微生物平衡的生物和物质"。联合国粮食农业组织和世界卫生组织商定的现代定义为："当数量足够时对宿主健康有益的活的微生物。"[155]

现在我们知道它们自然地存在于我们的体内和身体上，但它们也可以通过饮食和补充剂摄入或被涂抹在皮肤上（表5.1）。

表5.1 一些常见的可用于食品、饮料、补充剂、护肤品和药品中的益生菌

乳酸杆菌属	双歧杆菌属	肠球菌属	链球菌属
嗜酸乳杆菌	双歧杆菌	粪肠球菌	乳脂链球菌
干酪乳杆菌	青春双歧杆菌	屎肠球菌	唾液链球菌
保加利亚乳杆菌	动物双歧杆菌		二丁酮链球菌
纤维二糖乳杆菌	婴儿双歧杆菌		中间链球菌
弯曲乳杆菌	嗜热双歧杆菌		
发酵乳杆菌	长双歧杆菌		
乳酸乳球菌			
植物乳杆菌			
罗伊乳杆菌			
鼠李糖乳杆菌			
短乳杆菌			
约氏乳杆菌			
格氏乳杆菌			
戊糖乳杆菌			

益生菌对健康的益处

益生菌能提供多种健康益处，包括：

✳ 通过平衡pH值、促进肠道有益菌的生长、消除或中和有害致病菌、促进饮食和补充剂中的营养吸收和生物利用等途径，恢复肠道健康。

✳ 加强和平衡免疫系统来调节体内的炎症和过敏反应。

✳ 产生营养物质并提高营养物的生物利用度。

✳ 有助于体重管理和新陈代谢。

✳ 通过肠–脑轴，维持心理健康，包括减轻情绪压力或抑郁情绪。

✳ 平衡并维持皮肤健康[156]。

健康皮肤的益生菌

当口服或外用时，益生菌可以改善我们皮肤的健康状况。越来越多的临床证据表

明，这些微生物能够提升皮肤健康和外观[157]。从图5.1中可以看到益生菌促进皮肤菌群健康的各种方式。

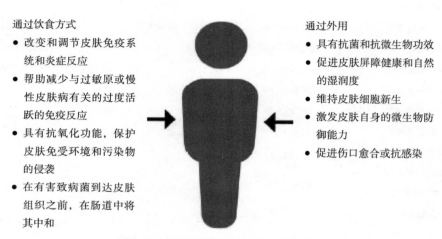

通过饮食方式
- 改变和调节皮肤免疫系统和炎症反应
- 帮助减少与过敏原或慢性皮肤病有关的过度活跃的免疫反应
- 具有抗氧化功能，保护皮肤免受环境和污染物的侵袭
- 在有害致病菌到达皮肤组织之前，在肠道中将其中和

通过外用
- 具有抗菌和抗微生物功效
- 促进皮肤屏障健康和自然的湿润度
- 维持皮肤细胞新生
- 激发皮肤自身的微生物防御能力
- 促进伤口愈合或抗感染

图5.1　益生菌帮助打造健康皮肤的途径

通过饮食和（或）外用的手段，益生菌经以下途径维持皮肤健康：

❋ 保护皮肤免受环境和污染物的侵袭。

❋ 平衡皮肤微生物群落，促进共生状态的建立。

❋ 消除和阻止来自饮食或表面接触的有害致病菌的过度生长。

❋ 为敏感皮肤和慢性皮肤病提供抗炎和抗过敏功效。

❋ 加强皮肤屏障功能，刺激神经酰胺的产生，帮助皮肤锁住水分。

❋ 促进“好的”皮肤微生物产生和（或）提供营养，从而帮助形成并维持健康的皮肤状态[158]。

　　现在我们知道了益生菌能提供的一些惊人的好处，接下来让我们更多地了解相关产品是如何被监管的，以及如何解读标签上的相关信息。

益生菌监管混乱：新食品？膳食补充剂？药品？

　　国际市场上有许多益生菌产品，如食品添加剂、膳食补充剂、天然保健品、功能性食品、药用食物或补充剂。益生菌的定位和管理变得日益混乱，因为在不同的国家它们的管理是不同的。因此，在选择益生菌产品时，除了特定的保健功能或功效宣称外，我们还要从整体安全性和功效性的角度来关注它们的来源、生产过程和包装形式[159]。

加拿大是迄今为止在管理和批准益生菌的特定健康宣称方面最先进的国家之一。此外，为了帮助健康专家和消费者明智地选择益生菌产品，加拿大为符合以下纳入标准的市售益生菌产品制定了临床指南和批准清单：

* 在美国食品药品监督管理局（Food and Drug Administration，FDA）和（或）加拿大天然产品编号（Natural Product Number，NPN）中被公认为安全状态的用于产品中的益生菌菌株。

* 已公开良好临床证据的特定菌株。

* 对于含有多种菌株的产品，证据必须是指定的组合，而不是从单独的益生菌菌株中推断出的证据[160]。

益生菌——它们是怎样发挥作用的以及阅读标签时需要关注什么？

市面上有多种不同类型的益生菌，接下来我们举例说明这类产品或补充剂的标签是什么样的。有些标签可能会提供一个复合配方（如图5.2所引用的标签），但有些国家可能要求在标签上注明每种菌株的菌落形成单位（colony forming unit，CFU）的准确数量。显然，我们对益生菌了解得越多越好，所以我常常建议大家研究成分、生产商和健康声明，以及这些声明背后的研究工作。通过比较不同的公司和他们的产品，你可能会发现市场上那些经过严格流程生产出的可信的高质量产品的标签信息是最透明的。大多数时候，这值得做一些调查！

以下举例说明如何读懂益生菌补充剂标签：

商用益生菌是如何生产的？

益生菌的商业化生产具有挑战性，需要较高技术并需要多个步骤来确保益生菌菌

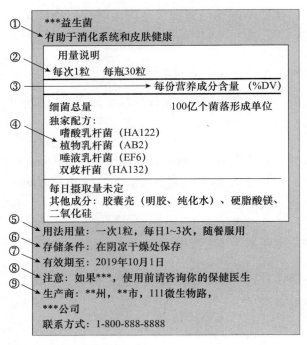

① ***益生菌
有助于消化系统和皮肤健康

② 用量说明
每次1粒　每瓶30粒

③ 每份营养成分含量 （%DV）

④ 细菌总量　　　　　　　100亿个菌落形成单位
独家配方：
嗜酸乳杆菌（HA122）
植物乳杆菌（AB2）
唾液乳杆菌（EF6）
双歧杆菌（HA132）

每日摄取量未定
其他成分：胶囊壳（明胶、纯化水）、硬脂酸镁、
二氧化硅

⑤ 用法用量：一次1粒，每日1~3次，随餐服用
⑥ 存储条件：在阴凉干燥处保存
⑦ 有效期至：2019年10月1日
⑧ 注意：如果***，使用前请咨询你的保健医生
⑨ 生产商：**州，**市，111微生物路，
***公司
联系方式：1-800-888-8888

①为产品的健康声明。
②为每个胶囊的剂量。
③为每份（每个胶囊）中益生菌活性物的总剂量（以CFU计）。
④根据属、种和亚种识别特定的益生菌。
⑤用以支持健康声明的每日推荐剂量。
⑥为保证产品在保质期内的稳定性，生产商建议的存储条件。
⑦产品有效期。
⑧健康或过敏相关禁忌。
⑨生产商的联系方式。

图5.2　益生菌标签

株被分离、存活并在分销过程中保持稳定。这些细菌来自不同的食物和自然资源，然后在受控的生产条件下生长和被加工。益生菌对环境条件非常敏感，例如氧气、加工和存储方法、酸度和盐浓度，这些因素共同影响着益生菌的整体活性[161]。

当被制造成产品时，益生菌可以经过不同的加工过程被悬浮在液体或粉末中。以粉末形式为例，产品在严格的监管和控制条件下经过以下步骤制成：

1. 在乳制品或非乳制品培养基中培养和发酵细菌；

2. 通过离心将细菌从发酵混合物中分离出来；

3. 冷冻干燥益生菌菌株以除去多余的水分或氧气。

另外，可以采取额外的步骤来保护细菌的细胞结构和活力，例如以胶囊形式包裹从而提高其在消化系统中的稳定性[162]。将益生菌与益生元膳食纤维或维生素C一起储存能提高其稳定性，并为益生菌提供食物来源，使其保持活性。

与大多数膳食补充剂相比，益生菌的保质期较短，但是一年内可以保持活性和90%的细胞数量。此外，新的生产技术正在延长它们的保质期，有些建议保质期甚至延长至两年。一旦开封后，益生菌应在1～3个月内用完。

益生菌面临的真正挑战——在消化系统中存活

益生菌菌株必须能耐受消化过程中的酶、胃液和胆盐，以及其在低pH值环境才能发挥作用。益生菌必须具有在肠道中存活的能力，并能吸附在肠道上，才能对健康有益。不同益生菌菌株的抗消化能力不同。例如，乳酸杆菌的耐酸性能力比双歧杆菌更强。能够耐受或抵抗消化系统中的磨蚀环境并且黏附和定植在消化道中的益生菌活菌菌株才能够发挥其促进健康的功效[163]。

当益生菌进入肠道后，它们迅速繁殖并作用于常驻微生物群和免疫系统并最终影响我们的皮肤健康。

益生菌是如何分类的？

益生菌是通过群（属）、种、亚种（如果适用）来区分，再结合字母数字标识来确定特定菌株的[164]。

使用菌株标识系统不仅有助于识别益生菌，而且还能让人们了解它们的独特性质、机制和促进健康的功效[165]。

剂量和标签标注——CFU是什么？

关于益生菌的一个主要差异点是它们如何被标注在产品标签上。你可能会注意到一些益生菌标签根据重量按照公制单位毫克（mg）标注，有些标签按照CFU标注，即产品中的活菌数量。大多数国家要求原料按照重量标注，这导致了行业内的差异和消费者的困惑。重要的是要知道，提供健康益处的是活菌数量而不是益生菌的重量。正因为如此，2018年食品药品监督管理局发布了一份指导文件草案，批准CFU作为益生菌标签上的计量单位。在寻找高质量益生菌时，确保你看到的是总CFU和益生菌菌株组合，而不是毫克[166]。根据前沿学术协会——国际益生菌和益生元科学协会（International Scientific Association for Probiotics and Prebiotics，ISAPP）的建议，最有效的益生菌剂量范围为每剂1亿～500亿或更多CFU[167]。

并非所有益生菌都一样

益生菌的效力受一系列因素的影响，从生产温度，到在消化系统中存活并黏附在肠道中或外用时附着在皮肤上均会影响益生菌效力。不同菌株的效力也各不相同。如果你正在寻找一种有利于皮肤健康的益生菌，就需要寻找含有有利于皮肤保健功能的特定菌株的食物、补充剂或护肤品（参考第51页），也可以关注包含多种菌株的共生混合物与益生元，从而加强产品的功效。

益生菌安全吗？

根据前沿健康协会的建议和临床试验的证据，使用益生菌通常是安全的。在补充益生菌时，请务必阅读标签并遵循使用说明。例如，如果你是孕妇、患有自身免疫性疾病或短肠综合征，ISAPP建议在使用益生菌产品之前咨询保健医生[168]。

益生菌应该如何储存？

通过阅读说明书来了解建议的储存要求。由于种类和生产工艺的区别，有些益生菌不需要冷藏，如果不需要冷藏，就将其储存在阴凉干燥的地方。切记：益生菌是活的微生物，所以你要合理储存，使保质期最大化。

关于后生元

随着生产技术的进步，一些围绕益生菌的生物利用度、稳定性和保质期的难题引起了专家们对后生元的关注。后生元是益生菌产生的对宿主健康有益的没有生命的副产物[169]，包括细菌素、有机酸、乙醇、双乙酰、乙醛和过氧化氢，具有抗病原功效，甚至有迹象表明，后生元可以促进皮肤胶原蛋白的产生和维持皮肤屏障健康[170]。益生菌在补充剂或护肤品中分解或死亡，但它们的代谢产物依然存在于产品中。对后生元的研究表明，这些无生命的副产物将来可能成为配方中的有效成分，因为它们更加稳定并且具有潜在的健康益处。随着这一市场的发展，后生元将引起越来越多人的关注。

益 生 元

虽然益生菌和益生元听起来很像，但它们实际上是不同的，这意味着它们在体内和身体上的功能也不同。益生元不是细菌，它们是喂养大肠内或皮肤上的有益菌的不可消化的膳食纤维[171]。最常研究的益生元是果聚糖（FOS和菊粉）和低聚半乳糖（galato-oligosaccharide，GOS），两者都具有在消化道内促进益生菌乳酸杆菌和双歧杆菌繁殖的能力。其他熟知的益生元包括果寡糖和乳果糖（表5.2）[172]。

表5.2　益生元的天然来源

益生元	饮食来源
低聚果糖（FOS）	洋葱、韭菜、芦笋、菊苣、菊芋、大蒜、燕麦
菊粉	龙舌兰、香蕉、菊苣、蒲公英、大蒜、菊芋、洋葱、野山药
低聚异麦芽糖	味噌、酱油、米酒、蜂蜜
乳果糖	脱脂牛奶
低聚乳果糖	乳糖
低聚半乳糖	扁豆、鹰嘴豆、豌豆、青豆、芸豆
大豆低聚糖	黄豆
低聚木糖	竹笋、水果、蔬菜、牛奶、蜂蜜
阿拉伯木寡糖	麸皮（谷物）
抗性淀粉	豆类/豆荚、淀粉类水果和蔬菜（芭蕉、香蕉、红薯、玉米）、全麦

益生元是对人体有积极作用的、可以改变肠道和皮肤微生物群的碳水化合物纤维。经过肠道和皮肤微生物的发酵，益生元成为有益菌的主要能量来源，并对有益菌在肠道中和皮肤上的活性增强和定植发挥重要作用[173]。

益生元促进有益菌的增殖并维持肠道和皮肤微生物群的共生状态。它们也有助于微生物产生对健康有益的代谢产物，例如短链脂肪酸能够增强免疫系统和提高膳食矿物质铁、钙和镁等的生物利用度。此外，已有研究证明，益生元在促进骨骼健康、调控炎症和促进健康的新陈代谢方面有重要作用[174]。基于这些对健康的综合影响，ISAPP将益生元定义为"一种被有益的宿主微生物选择性利用的底物"[175]。你可以认为它们是微生物的食物来源。当细菌有了足够的益生元，它们反过来能够增殖、保护并维持一种共生的平衡状态。

虽然所有的益生元都可以归类为纤维，但并非所有的纤维都是益生元。为了使纤维符合"益生元"的要求，它必须具备以下属性：

❋ 在消化道内不溶或部分可溶。

❋ 能够抵抗上消化道中的酸度、酶和吸收。

❋ 能够被肠道有益菌良好地发酵。

❋ 能够促进肠道有益菌的生长和（或）活性[176]。

食物中具有多种形式和来源的益生元，毫无疑问我们可以获取足够的益生元，但是多少才算足够呢？专家建议我们应该经常食用它们来维持健康（每天约5g益生元纤维，而不是2～3g现代饮食）[177]。益生元很容易从食品、功能性食品（一种含有特定营养的比基本饮食具有更多健康益处的食品）、粉末和膳食补充剂中获取，但请记住它们是纤维，所以要缓慢增加摄入量，并且确保补充足够水分来尽量避免消化不良。大多数植物性食品是纤维的重要来源，其中有些更富含益生元。

你可以通过食用高纤维谷物、全麦、水果、蔬菜、坚果、种子和豆类来增加膳食中益生元的摄入量。首选食物包括：

❋ 蔬菜——菊芋、菊苣、大蒜、韭菜、洋葱、葱、卷心菜。

❋ 豆类——鹰嘴豆、扁豆、红芸豆、焗豆、大豆。

❋ 水果——香蕉、西瓜、葡萄柚。

❋ 谷物——麸皮、大麦、燕麦。

❋ 坚果和种子——杏仁、开心果、亚麻籽。

此外，如果你正在摄入特殊的饮食，比如低可发酵寡糖、二糖、单糖、多元醇（fermentable，oligosaccharides，disaccharides，monoaccharides and polyols，FODMAP）饮食（一种临床推荐的用于管理肠易激综合征的低发酵碳水化合物饮食）。请你在考虑摄入富含益生元的饮食之前咨询保健医生[178]。我们将在下一章中更多地讨论如何通过饮食获取益生元。

益生元对健康皮肤的作用

益生元是近年来出现的对维持皮肤健康潜在有效的膳食和外用成分。初步临床研究发现益生元有助于缓解过敏或免疫相关的皮肤状况，例如特应性皮炎。最近越来越多的研究发现，某些益生元可以单独或与益生菌联合使用来减轻日晒造成的皮肤压力和炎症反应。它们还可以改善皮肤的保水性和皮肤屏障功能，并保护皮肤中的关键结构蛋白——胶原蛋白和角蛋白免受破坏和损失（图 5.3）[179]。

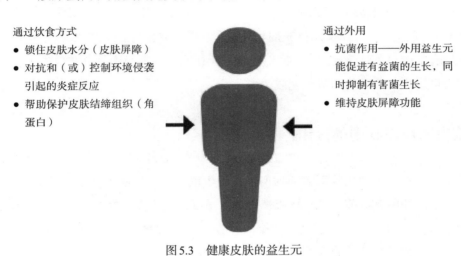

通过饮食方式
- 锁住皮肤水分（皮肤屏障）
- 对抗和（或）控制环境侵袭引起的炎症反应
- 帮助保护皮肤结缔组织（角蛋白）

通过外用
- 抗菌作用——外用益生元能促进有益菌的生长，同时抑制有害菌生长
- 维持皮肤屏障功能

图 5.3 健康皮肤的益生元

合生元：益生元和益生菌的协同效果

在肠道中，益生菌在小肠和大肠中最活跃，而益生元主要在大肠中被检测到，它们共同维持肠道菌群的健康。当益生菌和益生元在功能性食品（含有对健康有益的高浓度成分的产品）、补充剂甚至护肤品中复合使用时，它们的混合物被称为"合生元"。临床研究表明，随着膳食益生元的添加，膳食益生菌在肠道中具有更高的耐受性和稳定性。通过两者复合，益生菌平衡和改善肠道、皮肤微生物群的可持续性得到提高[180]。在挑选益生元和益生菌菌株时必须精心考虑，以确保益生元能有效促进特定益生菌的生长和稳定。

一些常用的合生元混合物包括：

✳ 乳酸杆菌属细菌＋菊粉（通常来源于菊苣根）。

✳ 乳酸杆菌、链球菌和双歧杆菌属细菌＋FOS。

❋ 乳酸杆菌、双歧杆菌和肠球菌属细菌＋FOS。

❋ 乳酸杆菌和双歧杆菌属细菌＋FOS。

❋ 乳酸杆菌和双歧杆菌属细菌＋菊粉[181]。

临床试验表明，合生元有助于增加肠道中的乳酸杆菌和双歧杆菌，平衡肠道微生物群。合生元还有许多其他益处，包括抗菌、排毒、维持体重、平衡血糖、免疫维持和抗过敏[182]。

在一项治疗40名婴儿和儿童特应性皮炎的研究中，研究人员将7种益生菌菌株与益生元FOS复合。使用合生元补充剂8周后，发现接受治疗的儿童和婴儿皮肤问题的严重程度有临床显著性改善[183]。这说明合生元在重新平衡微生物群和促进皮肤健康方面的能力可能优于单独使用益生元或益生菌。

益生菌在护肤中的应用

随着人们对皮肤微生物群兴趣的增加，益生菌开始在护肤和护发产品中随处可见。这些产品承诺外用有益菌可以对抗瑕疵、预防皱纹、去除头皮屑、补充水分。在第3章中我们了解到，过度清洁和使用某些个人护理产品、香水会改变皮肤微生物群，所以使用有益菌护肤是有道理的，对吗？

没错。然而了解外用益生菌如何改善皮肤至关重要，因为不同的菌株都有特定的功效（与我们通过饮食或补充剂摄入同理）。换句话说，如果你在护肤方案中考虑使用益生菌，你到底想达到什么效果？

虽然对外用益生菌的研究不如口服益生菌研究深入，但是也有研究发现某些益生菌提取物外用时可能具有抗炎、抗菌、平衡酸碱度、抗衰老和保湿方面的功效[184]。

为了有效地作用于皮肤，益生菌必须附着或"黏"在皮肤上。例如，一项体外研究发现能更好地黏附于皮肤角蛋白细胞的益生菌菌株包括嗜酸乳杆菌LA-5（*Lactobacillus acidophilus* LA-5）、德氏乳酸杆菌（*Lactobacillus delbrueckii*）、嗜酸乳杆菌LA-10（*Lactobacillus acidophilus* LA-10）、副干酪乳杆菌LA-26（*Lactobacillus paracasei* LA-26）和乳双歧杆菌B-19、Bb12（*Bifidobacterium lactis* B-94、Bb12）[185]。一旦益生菌能够黏附在皮肤上，它就具有控制致病菌过度繁殖和（或）恢复皮肤微生物群的能力。益生菌还可以产生对皮肤有益的代谢物、后生元或生物活性物质（除益生菌外，还可能对皮肤健康有益的化合物），包括：

✳ 有助于降低和重新平衡皮肤酸碱度（抑制致病菌的过度生长）、调节炎症反应和增强皮肤保湿性能的有机酸（乙酸和乳酸）（*L. acidophilus* LA-10 和 *L. paracasei* L-26）。

✳ 具有维持皮肤屏障功能、保湿和组织修复功效的透明质酸（*L. rhamnosus* FTDC 8313 和 *L. gasseri FTDC* 8131）。

✳ 鞘磷脂酶，一种生成神经酰胺所需的关键酶（*S. thermophilus*）。

✳ 脂磷壁酸，细菌的一种结构成分，当它来源于有益菌，如 *L. plantarum* KCTC10887BP（*pLTA*）时具有增强皮肤防御能力和控制炎症反应的功效[186]。

听起来很神奇，对吧？但是等等，还有一件事需要考虑。由于益生菌在个人护理市场的快速增长，一些皮肤科医生和行业专家对它们在外用产品中的整体疗效提出了质疑。虽然各国都在寻求采用更正式的法规，并通过研究增加他们对外用益生菌的了解，但仍然有严肃的问题需要考虑。皮肤科医生琳达·卡茨（Linda Katz）博士，在 2018 年波士顿皮肤微生物大会上发表演讲，并提出一些这样的问题，比如：

✳ 益生菌在外用产品中是活的或者是有活性的吗？

✳ 它们在产品中的预期功能或益处是什么？

✳ 因为它们是一种细菌，在微生物污染测试中它们是如何被测定的？

✳ 如何在不同的国家对其进行标准化和监管[187]？

记住，益生菌是存在于体内或体表的能口服或涂抹于皮肤上的活的微生物。他们通过影响免疫系统和维持肠道内、皮肤上的微生物平衡，提供广泛的健康益处（表 5.3）。作为益生菌的食物来源，益生元纤维通过促进有益菌繁殖和抑制有害菌生长，来维持健康的肠道和皮肤微生物群。当它们在功能性食品、补充剂或护肤品中被适当地添加时，可以相互协同发挥更强的健康功效。

表 5.3　益生菌对皮肤健康的影响［口服和（或）外用］[188]

益生菌	基于临床证据的潜在皮肤益处
双歧杆菌属	与免疫调节和降低皮肤敏感性有关
嗜酸乳酸杆菌	痤疮的临床改善

续表

益生菌	基于临床证据的潜在皮肤益处
保加利亚乳杆菌	痤疮的临床改善
植物乳杆菌	控制或缓解皮肤炎症
德氏乳杆菌	治疗特应性皮炎；降低皮肤敏感度
类干酪乳杆菌	维持皮肤屏障功能；治疗特应性皮炎
鼠李糖乳杆菌	有助于抵御紫外线或环境引起的压力；治疗特应性皮炎
罗伊氏乳杆菌	保护表皮角质细胞（皮肤最外层——表皮中的主要细胞类型）
唾液乳杆菌	治疗特应性皮炎

当你研究益生菌产品时，以下5个要素需要考虑：

1. 建议用途——如何使用产品以获得最佳效果？产品宣称是什么？有什么应该注意的健康相关的禁忌证？

2. 菌株——寻找与产品功效宣称（如抗衰老、干燥、敏感皮肤或某些皮肤问题）相关的合适菌株。这些功效的宣传符合实际吗？它们有经过临床验证吗？对于膳食产品，查看CFU的数量，而不是毫克（mg）。

3. 科学性——生产商是否为成分和配方提供临床支持？这是一项公司驱动的营销研究还是经过临床验证、同行评审、发表在公认的医学或健康相关期刊上的研究？产品会受到第三方机构专家或认证协会认可吗？

4. 稳定性——产品标签上的保质期或失效日期是什么时候？应该如何储存才能达到理想的保质期和产品功效？

5. 盖章批准——产品是否在规定的、有资质的生产车间生产，例如经过《药品生产质量管理规范》（Good Manufacturing Practice of Medical Products，GMP）认证的车间？包装上是否有第三方检测和认证的盖章？

正如我们所了解的，皮肤不是孤立工作的，它是不断同身体、环境和周围的微生物相互作用的。饮食、补充剂或外用产品中含有的益生元和益生菌有助于保持皮肤净澈、亮泽，使皮肤能够抵抗我们每天接触的有害致病菌或环境侵袭。

既然了解了益生元和益生菌对健康皮肤的贡献和重要性，接下来我们看看如何在日常生活中更好地利用它们。

第 6 章

对微生物有益的营养物质

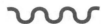

皮肤健康是身体内在健康的一面镜子。在本书的开始，我们学习了肠道-皮肤轴，以及同时有着巨大微生物群落的肠道和皮肤是如何通过免疫、激素、神经递质受体途径进行信息沟通的。虽然它们属于间接沟通，但肠道和皮肤的菌群是一个完全整合的系统，它们的功能和平衡对于我们身体整体健康至关重要。鉴于肠道-皮肤轴的作用，摄入的食物将会影响皮肤状态也是有一定道理的。

作为一名营养学家，我经常说我们的健康主要受以下三方面的影响：

1. 摄入的营养物质。

2. 这些营养物质被机体消化和吸收的程度。

3. 机体中和以及清除有害物质的能力。

如果这三者总是不协调，这种情况则必将反映到皮肤状态上，这就是我们在本书中讨论的健康微生物和益生元的神奇之处！充足的营养和健康的生活方式将从内而外滋养微生物群，这些丰富、健康的肠道微生物菌落将有助于身体的健康，进而影响皮肤的外观和健康。

优质营养如何促进皮肤健康？

营养物质和皮肤健康的关系日益受到关注，小到杂货店路边广告，大到品牌护肤品、化妆品都在宣传"内在美"。"瓶中愿"这一概念已经从遮盖皮肤瑕疵或者抗衰老，转变为预防性和更为全面的方式来滋养和护肤。现在几乎每天都会有信息混淆或者夸大这一概念。

你是否记得第2章中我们学习的皮肤基础生理知识？表皮基底层细胞不断增殖产生新生细胞并向角质层分化推移。如果我们摄入丰富的营养并且消化良好，这些营养就可以通过血液到达真皮层，在真皮层刺激健康皮肤细胞再生，增强皮肤防御功能，并保持皮肤结构的完整性。一般来说，皮肤细胞每3～4周更新一次，但自然衰老的进程、不良的饮食习惯和不健康的生活方式都会减缓皮肤细胞的新陈代谢速度。当皮肤细胞新陈代谢减慢时，基底层细胞需要更长的时间分化形成角质层，这将导致皮肤暗沉、肤色不均匀和角质死皮堆积。去除皮肤多余角质，促进表皮新生是很重要的，但是摄入的食物对于皮肤的健康也同等重要，为了让皮肤获得更加健康的状态，需要从内而外的营养和护理。

你吃了什么，代谢了什么，繁衍了什么，你就是什么

当你在思考我们对皮肤菌群有哪些了解，包括菌种有哪些，它们是如何工作的，它们是怎样从内部和外部来适应我们的身体的，你会发现如此微小的微生物对我们整体健康可以产生如此巨大的影响。有意思的是，微生物组是个性化营养产业背后的驱动力。你可以用一些家常方法来评估自己的肠道菌群情况，参照评估的结果，你可以根据目前的健康状况和未来的健康目标制订一个营养补充计划。这是件很酷的事情！

虽然有种说法是"你的身体将呈现你摄入食物的情况"，但你也有可能听过"你的身体将呈现你摄入的食物以及新陈代谢的情况"，这意味着尽管你遵循着均衡、营养的饮食原则，但是如果你的消化功能不好，那么营养物质则不能够得到有效的处理，也不能被人体有效地生物利用。听起来有道理对吧？所以我提出"你吃了什么，代谢了什么，繁衍了什么，你就是什么"。既然现在你已经认识到关注体内和皮肤有益细菌的重要性，我希望这将对你有所帮助，正如这个观念对我的帮助一样。

用微生物有益营养改善你的皮肤菌群

营养可能是目前最复杂又过于笼统的话题之一。我肯定你谈论过或听过这样的问

题：哪种饮食是最好的？我应该或不该吃什么食物？我多久吃一次、什么时候吃或避免吃某种食物？哪种净化断食法可以尝试？信息过多，可能会令人困惑哪些是可靠信息，或者这些都只是纯粹的营销策略。但这也是营养学的美妙之处（没有双关语的意思），以及我为什么喜欢它的原因。营养学科在不断演变发展，并引发有趣的讨论和争议。我有营养科学、自然健康和个人护理的综合学习背景，但每天仍能学到新知识。我知道营养学有多混乱，这就是为什么我制订了方案，鼓励你做出切实可行改变的原因。

我们都是独一无二的个体——你的年龄、生物学特征、生活方式和生活环境，都需要纳入考虑的范围，这样才能成功地实现个人皮肤健康管理的目标。我在与客户沟通时，经常使用二八法则，因为我看到他们通过这种方式获得了积极、持久且切实可行的效果。如果没有完全的限制，大部分时间（80%）用于改变习惯就可以产生更积极和持久的影响。很显然，你花越多时间和精力去养成一个好习惯结果就会越好，但记住要坚持适度原则。这个计划是在满足你的个人需求的同时，对你的饮食和生活方式进行调整，以促进共生状态。其中一些改变可能很难做到，所以慢慢来给自己留一些空间，去发现最适合自己的方式。

既然现在你知道了益生元和益生菌是如何影响你的皮肤健康的，你吃些什么会有助于这些微生物保持平衡与和谐呢？究竟什么是有益微生物的营养呢？鉴于微生物共生对皮肤健康和皮肤敏感的重要影响，和皮肤与肠道微生物存在信息交流的关系，该方案建议摄入能够降解有害微生物毒性，同时能促进有益皮肤健康菌群生长的食物，以形成平衡的肠道和皮肤微生物菌群，来达到净化、营养、平衡皮肤的目的。

微生物有益营养物质——饮食注意事项

食物和人体菌群之间有着不可思议的关系。早期研究发现，不同的饮食文化会影响肠道微生物，人们一直对某些食物成分是如何影响肠道菌群、身体以及皮肤状态感兴趣。例如，我们现在知道现代和西方饮食对肠道微生物正常功能产生负面影响，而且，某些食物和饮食被证明能够营养和平衡肠道菌群。

以蔬果为主的饮食习惯有助于消化系统的平衡和保持健康状态，蔬菜和水果富含抗氧化剂，有抗炎特性，也会影响肠道中的微生物[189]。地中海饮食就是一个很好的例子，它能有助于长寿和皮肤健康[190]。多年来，在制订和开发美容皮肤营养物质相关的计划和产品时，这一直是我的基础饮食之一。

我为什么会喜欢地中海饮食呢？传统的地中海饮食包含蔬菜、水果、坚果、豆类和粗粮；烹饪沙拉、蔬菜、豆类时加入的初榨橄榄油是健康脂肪的来源；适量的鱼类和贝类；少量的肉类和肉制品；甚至可以在用餐时喝一杯葡萄酒；发酵乳制品（奶酪和酸奶）也可以适量食用。地中海饮食富含抗氧化剂和具有抗炎作用的生物活性成分，并且升糖指数较低，还由于其纤维素含量高而成为益生元的良好来源[191]。地中海饮食还包含多种富含益生菌的食物，这使其成为微生物有益营养的起点。

然而，由于我们现代化、快节奏的生活方式，很容易过分简化地中海饮食的传统做法。我将提供一些方法来帮助大家更容易、更正确地遵循传统地中海饮食准则。

融合地中海饮食原则的实用方法

- ✳ 橄榄油——在做沙拉和炒蔬菜及豆类时，使用特级初榨或初榨橄榄油，搭配香草、香料、大蒜、洋葱和柠檬调味。

- ✳ 蔬菜——午餐和晚餐的主菜之一，每天至少食用一份生的蔬菜，加以橄榄油、醋、柠檬和香草做沙拉酱。

- ✳ 全谷类——用高纤维的全谷类食物替代面包、意大利面、大米、面粉等主食。

- ✳ 豆类——每周食用3份或多份豆类，可以包括多种豆类，例如扁豆、鹰嘴豆和豌豆。

- ✳ 鱼类/海鲜——每周食用一份或多份白鱼（鳕鱼、比目鱼），两份或多份高脂肪鱼（鲑鱼、沙丁鱼、金枪鱼），偶尔食用贝类（牡蛎、蛤蜊、虾、鱿鱼）。野生的、新鲜的、冷冻的或罐装的都可以。

- ✳ 肉类/家禽——建议选择瘦肉而不是红肉，适中的分量（85～113g）和食用频率[192]。

考虑到改变饮食习惯有时会让人难以适应，我建议将地中海饮食作为微生物有益营养的基础，把它作为快速指南和参考，让你的饮食保持在合理的轨道上，我们将在这一章的末尾再回来讨论这个问题。现在，我想继续讨论如何用营养物质来净化、滋养和平衡肠道、皮肤微生物群落，首先，我们将重点关注维持皮肤健康的常量营养素。

常量营养素

我们从蛋白质、脂肪和碳水化合物这三大营养元素中获取了大量的能量和营养，我们知道，要达到理想的健康状态，这三大营养元素的平衡和比例非常重要，但也有研究发现这三大营养元素的类型可以影响肠道菌群的类型和活性（最终影响皮肤）。

蛋白质

已有研究证实，蛋白质的来源对肠道微生物及其整体多样性有直接影响[193]，这意味着摄入的蛋白质类型很重要！研究人员比较了以动物蛋白和以植物蛋白为基础饮食对肠道微生物的影响，发现肠道微生物在以植物蛋白为基础的饮食中生长得更好（乳清蛋白除外）。确切地说，豌豆和乳清蛋白可以增加有益细菌如双歧杆菌和乳酸杆菌的数量，减少肠道中的致病菌[194]，肠道中的有益细菌越多，短链脂肪酸就越多，这将有助于消化和减轻炎症反应。

研究表明，摄入过多的动物蛋白而非植物蛋白会破坏肠道健康微生物与致病微生物的比例[195]。通过摄入更多的植物蛋白，促进肠道健康微生物菌群生长，这将对皮肤产生积极影响，因为肠道微生物能够调节与皮肤信息沟通的免疫受体，并且能够控制慢性炎症。此外，植物蛋白是天然的排毒剂，其丰富的纤维可以在内毒素进入血液（并到达皮肤）之前将其吸收和排出体内，并为皮肤提供良好的维生素、矿物质和抗氧化剂。总而言之，有很多与健康和皮肤相关的原因促使你增加植物蛋白的摄入。

脂肪

我们知道典型的西方饮食会带来健康风险，因为典型的西方饮食中包含过多的饱和脂肪酸和反式脂肪酸（肉类、乳制品、加工食品），而缺乏单一脂肪酸和不饱和脂肪酸（鱼、植物油、坚果、种子），这种长期的不平衡使我们容易出现许多健康问题和疾病。此外，不同类型的脂肪也会影响肠道菌群。研究表明，食用高饱和脂肪酸的饮食会减少有益乳酸菌，并引起肠道炎症[196]。然而以高脂肪鱼（如鲑鱼）中的单一脂肪和不饱和脂肪为基础的饮食，会增加有益细菌的数量，并有助于控制肠道炎症[197]。肠道炎症将削弱消化功能，增加肠漏综合征和体内炎症的发病率，这些都会对皮肤的健康和外观产生负面影响。此外，健康的脂肪对皮肤非常重要，因为它们参与构成皮肤细胞膜，有助于帮助皮肤保持光泽、光滑和饱满的外观。

碳水化合物

碳水化合物有两种形式：可消化的和不可消化的。可消化的碳水化合物被分解成最简单的形式，如蔗糖、葡萄糖、果糖和乳糖。单糖对微生物影响的证据不一，人工甜味剂可能是一个更大的问题。目前的证据表明，糖精、三氯蔗糖和阿斯巴甜等人工甜味剂可能会造成微生物失调，降低肠道内有益细菌的活性。这样看来，人工甜味剂对微生物生态系统的危害可能比天然糖更大[198]。如果你正在寻找能使咖啡或茶变甜的东西，试着用蜂蜜代替人造甜味剂或白糖。蜂蜜常用于中医药，因其具有强抗氧化性和抗菌性、含有益生菌而重新受到人们的关注。蜂蜜含有益生元、益生菌、锌和抗氧化剂，并能够在不干扰肠道益生菌的情况下影响致病菌。事实上，它能促进肠道有益微生物的生长。如果适量食用，它将是白糖和人造甜味剂的绝佳替代品！蜂蜜也可用于皮肤护理中（见第7章）。

纤维和抗酶解淀粉是"不易消化"的碳水化合物，这意味着它们未经消化就通过小肠进入大肠，在大肠中被肠道微生物发酵。当纤维为微生物提供能量并改变肠道环境时，这种纤维被称为"益生元纤维"[199]。我们讨论了益生元对皮肤健康的影响，从饮食的角度来看，正是它们对免疫和炎症标志物的影响，间接帮助维持了皮肤的健康平衡。

最后，吃低糖的食物（高纤维全谷类食物、大多数蔬菜、豆类）不仅对你更健康，而且对你的皮肤也更有益处。当你摄入过多的精加工碳水化合物，如面包、大米、面食和速食谷物时，这些食物会被迅速消化，导致血糖水平"飙升"，进而攻击和破坏皮肤结缔组织。

抗氧化剂——多酚类

自由基无处不在，无论是在正常的代谢过程中，还是在我们生活的环境中，它们都在不断地与抗氧化剂"起作用"。人体有很好的抗氧化网络来控制自由基，但如果这个网络长期处于过度负荷或失衡的状态，就需要营养物质提供额外的抗氧化剂。由于皮肤一直暴露在外界环境的有害物质中，因而抗氧化剂对保持皮肤健康起着重要作用[200]。重要的皮肤抗氧化剂包括维生素A、维生素C、维生素E和维生素D，还有一大类来自类胡萝卜素和多酚的抗氧化剂[201]，人体自身不能生产这些抗氧化剂，所以它们必须从我们的饮食中获得。

多酚类物质包含许多来源于植物的抗氧化剂，如儿茶酚、类黄酮、花青素、原花青素和酚酸，这些抗氧化剂常见于植物性食物、调味品、油、茶和酒类中[202]，这类抗氧化剂对营养皮肤大有裨益。临床证明，多酚类物质和另一种抗氧化剂类胡萝卜素可促进皮肤健康，这两者可通过日常饮食或补品（葡萄籽提取物、白藜芦醇、可可黄烷醇和番茄红素等）补充。地中海饮食中还富含抗氧化剂多酚，其来源于植物性食物、葡萄酒和油脂，这种饮食与西方化和现代化的饮食相比，对皮肤更有益处[203]。多酚有一个缺点：它们敏感且反应迅速，这意味着它们可能不稳定，在体内会被迅速中和。为了更好地利用多酚，你应该从各种来源摄入，并且最好是一天中多次补充。

除了抗氧化作用外，多酚还具有破坏有害病原体，帮助肠道内益生菌生长繁殖的作用[204]。基于肠道-皮肤轴的作用，这意味着多酚也可通过肠道改善我们的皮肤。这太神奇了，让我们再深入探讨一下。

多酚是一种天然的抗菌物，对病原体最有效的抑制剂来源于绿茶和红茶，基于临床数据发现，茶叶中的儿茶酚具有抑制多种病原菌生长的能力，如抑制大肠杆菌、沙门菌、念珠菌、幽门螺杆菌等生长[205]。儿茶酚也能促进肠道益生菌的活性，包括双歧杆菌和乳酸杆菌[206]。一项研究发现，持续4周每天摄入红酒多酚，可显著增加肠道内益生菌的数量[207]。（但请记住，一切都要适量！）红酒和大多数浆果中的花青素被证明能促进乳酸菌的生长，同时可抑制病原体和肠道炎症[208]。黄酮类是多酚化合物中最大的家族，它常见于可可和柑橘类水果中，黄酮被证明可通过影响细菌黏附肠道细胞的方式，来改变肠道菌群[209]。十字花科蔬菜，包括西兰花、卷心菜、芽甘蓝、芝麻菜、白菜、花椰菜和羽衣甘蓝，都含有生物分子，可以改变微生物群落，并控制肠道炎症[210]。

因此，如果你认为应该多摄入水果、蔬菜和富含多酚的食物，那你完全正确！它们可以提供抗氧化剂，帮助机体在病原体进入血液循环之前消灭它们，并通过增强健康的肠道微生物菌群，帮助调节和平衡皮肤的健康状态。

哪些食物含有多酚？

临床数据发现，下列食材不仅含有抗氧化剂（多酚），还可促进肠道（皮肤）菌群平衡。

❋ 红茶、绿茶。

❋ 柑橘类水果。

❋ 红酒。

❋ 苹果、浆果。

❋ 可可。

❋ 大豆[211]。

有益菌群生长的发酵类食物

我们的祖先食用发酵食品已有几个世纪的历史，从葡萄酒、奶酪、酸奶到蔬菜和咖啡。食物通过人工或自然的方式发酵后，其化学结构会被微生物改变。发酵的过程使食物富含益生菌和酶，使食物变得更容易被消化，进而减轻消化系统负担，提高了营养的吸收率。

发酵食物中的益生菌平衡了微生物群落，促进健康细菌的生长，抑制有害细菌的生长和活性。此外，它们在体内和体表都具有抗炎作用，能够改善、调节整体免疫系统。发酵食物还可以合成某些有助于健康的营养素和代谢物，如B族维生素[212]。

有很多途径可以增加富含益生菌的发酵食物的摄入，以下提供一些顶级食材供参考。

发酵类饮品

康普茶 是一种发酵泡腾饮料，由红茶或绿茶和糖或蜂蜜制成。当微生物与糖接触时，会促发发酵过程。现在有很多品牌康普茶可供选择，但我建议你选择添加了蜂蜜而不是白糖或红糖的品牌。

味噌 是由大豆、大麦或糙米经过日本酒曲（一种真菌）发酵制成的。使用大豆发酵制成的味噌含有优质的植物雌激素，可改善与激素有关的皮肤问题，如痤疮、皮肤老化。

开菲尔 是用开菲尔谷物与牛奶发酵制成的，富含乳酸菌的谷物在发酵后会被去除。传统开菲尔的制作一般选用牛奶作为原料，也可选用山羊奶、大豆、大米、坚果和椰奶。

发酵类食物

酸奶 含有益生菌，有助于分解一些乳糖，这就是为什么一些乳糖不耐受的人可以食用酸奶的原因。建议选择"含有活性培养物"的酸奶，这些有机奶源来自草饲的牛、山羊或绵羊。

发酵后的蔬菜 德国和韩国泡菜都含有丰富的酶、有机酸、纤维和营养物质，其中有机酸能维持肠道菌群的健康。韩国泡菜以蔬菜为原料，由卷心菜、生姜和大蒜等调味料制成，通常与米饭一起食用。要注意的是，商业品牌泡菜不如自家做的和未经高温消毒的泡菜健康。

奶酪 可能是益生菌的丰富来源，但一定要找到那些未经高温消毒的，并且已放置6个月以上的奶酪。坚果和种子素奶酪也是不错的选择，它们对消化系统产生的压力更小。

腌菜 用黄瓜和卤水（盐水）发酵制成，应购买标注了"乳酸发酵"的腌菜。

豆豉 由天然发酵的大豆制成，含有人体必需的氨基酸，是蛋白质和益生菌的极佳来源。

纳豆 是一种传统的日本食物，由大豆发酵而成，含有丰富的益生菌[213]。

你可能会想："那醋怎么样呢？"实际上大多数商品化的醋不含益生菌，然而，传统方法加工或未经加工的苹果醋或香醋确实含有一些益生菌和其他酸，有助于保持肠道中益生元和益生菌的活性。你可以在奶昔或水中加入一汤匙苹果醋，每天服用1～2次，这样有助于肠道微生物的共生。

有利于微生物的草药和香料

草药和香料经常被人们忽视，但我很喜欢用它们来增加膳食的营养。它们强大的抗氧化性和抗菌性对皮肤的平衡、健康有益。因为草药和香料局部外用也是能起作用的，所以你会发现很多护肤产品中也添加这些，我将会在第7章介绍。

草药及香料用于中医药和调味已有很长时间的历史了，它们可以来自植物的不同部位，如丁香取自花蕾，胡椒是胡椒的种子，肉桂来自于树皮，生姜是植物的根部。它们根据香气和味道可分为：芳香、刺鼻、热辣、甜、辣、酸、苦、涩。很多研究显示，草药和香料具有较强的抗氧化和抗菌性，可起到防止食物变质、治疗一些疾病的作用。有意思的是，有最强抗菌性的草药和香料同时也是高浓度的多酚类抗氧化剂，多酚类食物在该章节前面有介绍[214]。

那让我们来看一看对人体菌群有益的草药和香料有哪些。

丁香 被广泛用作防腐剂和食品添加剂，以延长保质期。丁香已经经过抗病原微生物测试，比其他草药和香料有更强的抗菌力，其主要抗菌成分是丁香酚。

牛至 常添加于一些很受欢迎的菜肴中，其主要抗菌活性成分是香芹酚和百里酚。

百里香 主要活性化合物是百里酚。

茴香 种子具有很强的抗细菌和抗真菌作用。

肉桂 含有三种活性成分：肉桂醛、乙酸肉桂酯和肉桂醇，除了抗微生物特性外，肉桂还有助于改善血糖，并有消炎、助消化的作用。我每天早上都把它加到咖啡、麦片或奶昔中，开启新的一天。

孜然 具有强抗氧化和抗菌特性，如孜然醛、伞花烃和萜类化合物。

姜黄 姜黄素为其主要活性成分，是一种强劲的香料，具有抗菌、抗氧化和抗炎特性。姜黄添加于饮食中有助于皮肤健康，可作为补充使用或局部外用[215]。

罗勒　是一种芳香的草本植物，主要利用的是其抗真菌特性。

香菜，香菜种子　属于地中海草本植物，常添加于菜肴中，如酱料、咖喱粉、腌制香料或食物防腐剂。它被证明有较弱的抗细菌作用及较强的抗真菌作用。

迷迭香　不仅被用于食物中，还因其抗菌和抗氧化作用被用于中医药中。

大蒜　以大蒜素为主要抗菌成分，尽量用新鲜大蒜而不是大蒜粉，因新鲜大蒜抗菌活性更强。

黑胡椒　制成的精油具有很强的抗真菌作用。

生姜　在食品和化妆品中都很常见。在生姜中发现的主要抗菌化合物包括蒎烯、冰片、莰烯和芳樟醇，可有效抑制病原菌过度生长[216]。

微生物促进剂：奶昔、果汁、补品、汤和茶饮

这些是最快、最简单的提升、净化和补充身体和皮肤健康的方法：

奶昔——早晨以一杯绿色奶昔开启你的一天，这是最简单、最快速的方法之一。有很多不错的方法将食材混合，使它们不仅拥有不错的口感，并可以给你提供均衡的营养。你可以在第9章看到我的一些奶昔食谱。

果汁——你可能听过关于清洗水果或榨汁的不同意见，但是当你把果汁、补品和茶纳入你的日常饮食中时，你会发现它们真的能让你恢复活力。新鲜的果汁也会影响消化系统，它们使营养更容易被吸收。我推荐在两餐之间饮用果汁，或者用果汁代替一顿正餐。建议选择富含叶绿素和有解毒功效的绿色蔬菜，如菠菜、羽衣甘蓝或蒲公英叶子，可搭配甜菜、苹果、胡萝卜和生姜。如果你不能自己做，可购买冷榨果汁，一般两餐之间喝113g左右。

补品——我喜欢在厨房做各种营养试验，去发现维持快节奏生活的营养助推剂。我的客户总是说他们最大的困难就是没有时间准备营养餐。在忙碌的一天里，快速获得营养提升的方法就是服用补品，我喜欢自己做营养素补品并服用两三天。某段时间内你可能会丢失一些营养素，但是小小的自制补品会让你摄入的营养素快速提升，另外，你还可以避免摄入商品化售卖产品中额外的热量、糖、化学物质和防腐剂。请看第97页关于我喜欢的有益于微生物的食谱。

汤——为什么不试试喝汤？有时候我发现喝一碗热腾腾的汤非常舒服。我经常喝一周左右的蔬菜汤代替草药茶，蔬菜汤给我不同方面的营养补充。喝汤是补充微生物有益营养素的便捷方法，同时可净化、平衡身体。食谱见第98页。

茶——红茶和绿茶是抗氧化剂多酚的重要来源，它们有益于肠道和皮肤菌群，你甚至可以用本章节提及的草药和香料制茶。以下是对皮肤健康非常有益的茶：

* 绿茶抗氧化多酚［儿茶酚，表没食子儿茶素没食子酸酯（epigallocatechin gallate，EGCG）］：临床研究表明，每天喝绿茶或将其作为一种补充，可对皮肤产生抗氧化光保护作用（结合使用防晒霜）。绿茶的抗氧化剂通过清除因长期过度阳光照射引起的有害自由基，起到保护皮肤的作用。

* 南非博士茶含有两种多酚，可在体内起到很强的抗氧化作用，很久以前南非博士茶就被用来改善皮肤的瘀滞和瑕疵情况。

* 生姜茶的活性有效成分来自生姜的根茎，生姜具有很强的抗炎作用，可以舒缓和镇静皮肤，它还能促进血液循环，帮助氧和营养物质到达皮肤组织。

* 康普茶由红茶发酵制成，同时含有抗氧化剂和益生菌，有助于肠道健康、身体的自然排毒以及缓解皮肤瘀滞。

益生元、益生菌补充剂

在第4章中，我详细讲述了与微生物组有关的皮肤疾病。在第5章中我介绍了益生元和益生菌，以及如何在产品的标签上辨识它们。建议大家注意饮食的改变，这点我将在第8章详细讲述，同时你也可以考虑寻找高品质的益生菌补充剂来帮助你。

基于临床证据，我整理了一份皮肤疾病清单，以及对其有效的益生元、益生菌：

痤疮——建议摄入嗜酸乳杆菌、保加利亚乳杆菌、植物乳杆菌、双歧杆菌，经检测每份益生菌含有100mg FOS和500mg GOS[217]。

特应性皮炎/湿疹——建议单独或联合食用干酪乳杆菌、鼠李糖乳杆菌、嗜热乳链球菌、短双歧杆菌、嗜酸乳杆菌、婴儿双歧杆菌、保加利亚乳杆菌以及益生菌FOS，这些都是对特应性皮炎/湿疹有益处的[218]。

银屑病——副干酪乳杆菌和戊糖乳杆菌有助于平衡银屑病患者的肠道菌群[219]。

敏感性皮肤——短双歧杆菌、副干酪乳杆菌、德氏乳杆菌以及益生菌GOS，有助于敏感性皮肤的水分增多和皮肤屏障修复[220]。

头皮屑、头皮痒——副干酪乳杆菌有助于改善症状[221-222]。

皮肤老化——约氏乳杆菌以及抗氧化剂被用于改善光损伤皮肤，植物乳杆菌、嗜酸乳杆菌、罗伊乳杆菌、鼠李糖乳杆菌有助于抵抗环境侵害导致的皮肤老化[223]。

玫瑰痤疮——需要重建肠道和皮肤生态系统平衡，益生菌如乳酸杆菌和（或）双歧杆菌，以及益生元和饮食改善有助于传统治疗[224]，饮用优质绿茶有助于防止肠道病原体过度繁殖和菌群失调。

总而言之，要开始向有益微生物型饮食结构转变，就要开始考虑食用干净的食物。但过于干净，例如过度使用抗菌肥皂，对微生物的平衡及多样性来说并不是一件好事。在饮食方面，我建议食用营养丰富的食物，尽量减少加工类和商业化食品中化学物质、防腐剂或激素的摄入。以下是一些清理你饮食的小贴士：

不吃或减少加工类食品、麸质、糖、奶制品（不包括乳酸发酵食品，如酸奶和开菲尔）和酒精（除了适量的红酒）。如果条件允许，建议购买当地的、时令的有机农产品。尝试农场饲养的，不含抗生素、激素的肉类和鸡蛋，并避免饮食中使用所有人工甜味剂，尽量饮用纯净水和优质草药茶。

接下来一个月，尝试在饮食中进行以下改变：

✳ 自制并食用精制生物补药（参考97页）和排毒养颜汤（参考98页），依据使用说明，食用一周的微生物有益型营养素可对身体进行温和的净化及滋养。你也可以重复再食用一周。

✳ 避免高度致敏的食物，特别是谷蛋白和乳制品，如果你是痤疮或银屑病患者则需要更加注意。

✳ 根据自身的皮肤类型、皮肤条件及皮肤改善的目标，考虑补充一定的益生元及益生菌。

✳ 半个新鲜柠檬加温水开始每一天。

❋ 尝试浆果与豌豆或乳清蛋白混合的健康奶昔（豌豆蛋白更适合易发痤疮或银屑病患者）。

❋ 开始遵循本章前面总结的地中海饮食原则，特别是午餐和晚餐。

❋ 选择低糖指数的食物：全谷物、大米、蒸谷麦、燕麦、麸皮、豌豆、豆类和绿叶蔬菜。

❋ 对于甜味剂，建议适量选择蜂蜜或天然替代品，如甜菊糖或罗汉果，而不是人工甜味剂。

❋ 每天喝黑茶、绿茶或康普茶。

❋ 每餐食用一份发酵类食物，可选择苹果醋或香醋，1汤匙计为1份，你可以将其加入沙拉中或者饭前单独食用（注意：如果你属于酸性体质或有消化道溃疡，则不建议服用醋）。

❋ 建议烹饪时使用本章介绍的新鲜、冷冻或晒干的微生物有益草药和香料。

❋ 饭后饮用姜茶或茴香茶有助于消化。

❋ 需要记住循序渐进地改变饮食结构，以及适当水化对于缓解消化不良和改善消化功能紊乱很重要，如果你对饮食变化很敏感，则放慢改变饮食的速度，以便让你的身体适应。

在下一章中，我们将介绍一些护肤和生活小妙招来改善你的皮肤菌群。在第8章，我们将把所有内容整合在一起，制订一个营养、护肤和生活计划，来帮助净化、滋养和平衡你的皮肤。你正在成为一个更健康的你！

第 7 章

有益于微生物的皮肤护理

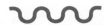

　　皮肤是人体屏障，是抵御外界环境的第一道防线。皮肤微生物是皮肤屏障的组成部分，这些细菌菌落在皮肤上的驻留对于皮肤的适应和防御能力至关重要。由于化妆品中抗生素和有毒化学物质的使用量增加、消化系统健康度降低、环境污染、过于卫生的生活习惯等，皮肤过敏和刺激的症状在逐年增加。这些综合因素降低了皮肤表面微生物菌落的生物多样性，导致皮肤对外界环境更加敏感[225]。

　　在前面的章节中，我们了解了个人护理产品中一些外用成分的潜在毒性。随着人们对健康关注度的上升，只支持使用天然来源的、精细的、可持续发展配方品牌的主张者和纯净美容连锁店也在增加。随着科学技术和制造业的发展，天然和精准的配方变得比传统产品更有竞争力。这太棒了。但是，与其使用我们经常看到推广的"纯净美容"这个术语，不如让我们使用"无毒"美容和护肤。

　　这就是益生元、益生菌和合生元的来源。

　　我们已经谈到了使用益生元和益生菌来重建肠道微生物群及其与皮肤的相互关系和对皮肤的影响。现在我想将重点转移到外用益生元和益生菌来促进皮肤健康方面。通过外用益生菌，我们可以为皮肤补充微生物群、使微生物群多样化和平衡皮肤微生物群，以改善皮肤健康和外观。

　　当这个生态系统平衡时，皮肤可以与致病菌和压力源进行对抗并对其进行控制。当这个生态系统被破坏时，即使正常健康的常驻菌过度活跃，也会出现生态失调，使皮肤易受老化和慢性疾病的影响。皮肤微生物群受酸碱度、皮脂含量、屏障功能和水分含量的影响。油性、潮湿或干燥的皮肤都对常驻菌有偏好，干燥的皮肤区域是微生物多样性最丰富的区域[226]。

　　外用益生菌通过以下方式有助于对抗刺激，保护、强健和镇静皮肤：

* 在致病菌对皮肤引起刺激或炎症反应之前对其进行干涉。

* 促进有益菌的生长和活性，并保持皮肤菌群平衡。

* 平衡皮肤酸碱度。

* 产生有助于保持皮肤健康的维生素、蛋白质和脂肪酸。

* 加强皮肤屏障功能，从而有助于锁住皮肤水分。

* 提高皮肤对环境污染物、压力源和加速皮肤老化的关键因素的防御能力。

* 尽量减少过敏反应或皮肤敏感。

* 预防和（或）补充性治疗慢性皮肤问题，包括痤疮、特应性皮炎、银屑病和创伤[227]。

随着对益生菌护肤的兴趣和验证的增多，许多品牌正在迅速采用促进皮肤健康的有益菌概念。在第5章中，我提到了一些选择产品时应该注意的方面。受到种、亚种或菌株的影响，有些益生菌在抗炎、抗菌、平衡酸碱度、抗衰老和保湿性能方面优于其他菌株[228]。此外，益生菌必须能够附着在皮肤上才能控制、改变并重新平衡皮肤微生物群和健康。

由于对益生菌的研究仍然在不断深入，所以对于益生菌如何有益于皮肤有一些不同的意见。必须使用刚上架的活的或者有活性的益生菌吗？还是益生菌在产品中产生的生物活性物质对皮肤有益？迄今为止，基于益生菌的护肤产品为了实现其宣称的功效，倾向于要么使用源于环境的、以完整的物理形态存在的细菌品种和成分，要么使用在实验室中与其他益生菌、益生元或补充成分共同被培养、分离和配制的细菌品种和成分。

皮肤微生物组的天然元素

在第3章中，我强调了城市化和过度卫生的生活方式正在破坏皮肤有益菌的多样性和定植。生态失调导致我们的皮肤变得更加敏感，并且容易受环境和我们所涂抹的产品的影响。那怎么做才能阻止这种生态失调的发生呢？来自陆地和海洋的细菌可以通过改变和重新平衡皮肤微生物群落及其产生的分子对皮肤产生积极的影响。

　　泥浆、黏土和矿泉疗法已经被使用了数千年并是今天许多治疗方法的基础。它们含有的天然组分提供了管理和治疗皮肤问题［如痤疮、银屑病、特应性皮炎和身体疾病（如关节炎）］的独特性能[229]。鉴于皮肤微生物组处于研究的前沿，研究人员正在研究泥浆治疗是如何影响我们皮肤上的微生物的，这不足为奇！

　　天然泥浆具有可以改变皮肤微生物组的组成和活性的化学和物理特性。它们含有丰富的银、铜、铁和锌等矿物质，具有很强的抗菌效果，也含有自身的微生物，可以重新平衡皮肤微生物组。更有趣的是，来自世界不同地区的泥浆在成分、吸收和微生物性能上不同，为皮肤提供不同的益处。例如，法国绿黏土中的高含量矿物质对皮肤损伤和痤疮有效，而来自死海的富含硫的泥浆被证明有助于治疗银屑病。请记住，虽然泥浆和黏土看起来很相似，但它们却有不同的益处。泥浆往往含水量更高，而黏土可以去除皮肤中的杂质、多余的油脂，缓解毛孔堵塞。从温泉中蒸馏出来的温泉水也是天然的护肤品，温泉水纯净且富含矿物质和某些细菌，有助于清除杂质、舒缓、重新平衡、滋润皮肤[230]。

　　表7.1中的物质是突出强调的经临床验证，通过影响微生物组对皮肤有益的泥浆、黏土和温泉水。

表 7.1　黏土、温泉水、泥浆对皮肤养护和皮肤微生物群的作用[231]

物质	天然元素	功效
黏土	基萨梅特（Kisameet）冰川泥（加拿大）	含有放线菌，产生具有抗菌活性的物质，增强皮肤对抗环境侵袭的屏障功能，净化皮肤
温泉水	温泉水（法国）	含有 *Aquaphilus dolomiae* 菌种，具有很强的抗炎能力，被证明对治疗特应性皮炎有效。线状透明颤菌已经从其分离出来并用于有效治疗特应性皮炎
泥浆	尤加尼安（Euganean）盆地火山泥（意大利）	含有蓝藻和硅藻，具有很强的抗菌和抗真菌功效，硅藻能够产生抗炎物质
	锡尔苗内（Sirmione）火山泥（意大利）	含有居泥杆菌菌种，具有很强的抗炎和抗菌功效
	死海泥浆（以色列）	具有抗炎和抗菌功效，富含矿物质，包括钠、硫、镁、钾，可有效治疗银屑病、毛孔堵塞和有瑕疵的皮肤及缺水老化的皮肤

　　它们是皮肤真正天然的动力源！将其化学和物理形式整合起来，它们可以帮助滋养皮肤的生态系统。其他泥浆，包括沼泽泥或海藻泥，也有助于净化、平衡和重建健康皮肤。无论你选择传统的水疗、泥疗还是在家做护理，也许是时候重新思考一下"干净"的概念，并在皮肤上留下一点污垢了。

蜂蜜

许多传统医学常使用蜂蜜来治疗皮肤疾病。从清洁到治疗皮疹和伤口愈合，蜂蜜具有独特的治疗和愈合功效。它含有抗菌和抗氧化物质并具有促进皮肤组织修复和更新的能力[232]。对皮肤微生物群来说最重要的是，蜂蜜具有杀死各种有害致病菌而不破坏皮肤有益常驻菌的能力。

当考虑将蜂蜜纳入日常护肤时，质量是最关键的！蜂蜜的质量差异很大，其取决于花的来源，以及季节和环境因素。对皮肤来说，来自新西兰的麦卢卡和卡努卡蜂蜜最好[233]。这些蜂蜜的营养和微生物成分在临床上被证明可有效治疗痤疮、特应性皮炎、银屑病、玫瑰痤疮和促进伤口愈合。天然蜂蜜也被证明可以有效抵御紫外线引起的皮肤压力，而且考虑到它是一种完全天然未被人类改变的物质，这是很令人惊诧的[234]。无论你是外用蜂蜜还是简单地把它作为饮食的一部分，请注意通过挑选当地的、有机的和可持续农业来源的蜂蜜来维持生态系统平衡和享受蜜蜂福利。

皮肤上的发酵乳制品？

在过去的几年里，新潮的或"功能性"的食品配料进入了护肤和美容专柜，基于益生菌的外用产品也是如此，甚至外用酸奶面膜也有助于皮肤健康。这是如何实现的呢？伴随着乳制品中的糖（乳糖）被转化为有益于皮肤的乳酸，乳酸杆菌发酵乳制品经历了一个发酵过程。与天然存在的能产生乳酸的细菌乳酸杆菌和双歧杆菌一起，酸奶有助于镇静和重新平衡皮肤健康[235]。在一项研究中，外用酸奶面膜改善了皮肤弹性、含水量和肤色。它们已被用于治疗痤疮和易有瑕疵的皮肤[236]。我喜欢每周使用一次纯希腊酸奶，并添加一粒益生菌胶囊和一些蜂蜜来帮助净化和滋养皮肤。

以下是处方，还有一些我喜欢的变化。记住在将面膜敷到脸上之前，一定要在前臂做皮肤斑贴试验。

含益生菌和蜂蜜的滋养面膜

1粒益生菌胶囊（选择至少含有100亿CFU益生菌的共生混合物）

3汤匙纯希腊酸奶

1汤匙生蜂蜜

1. 在一个干净的玻璃碗中，打破益生菌胶囊，并与酸奶和蜂蜜混合。

2. 避开眼周，均匀涂抹在面部和颈部。

3. 保持15～20分钟。

4. 用温湿的布轻轻擦拭，然后拍干。

5. 涂抹含有益生菌的保湿霜作为额外的营养。

6. 每周1～2次。

微生物群落美容的事实

❋ 益生菌是有益菌的来源并且起到培养皮肤微生物群、对抗有害菌的作用。

❋ 乳酸菌能温和地去除皮肤表面的角质。

❋ 蜂蜜是益生元的来源，也是保湿剂，可促进皮肤保湿并提供抗菌功效。

实现皮肤保湿和焕发活力的功效：

❋ 在滋养面膜中加入1茶匙葡萄籽油、鳄梨油或橄榄油。

❋ 在滋养面膜中加入5滴玫瑰果油或胡萝卜籽油。

实现皮肤净澈和排毒的功效：

在使用含有益生菌和蜂蜜的滋养面膜之前，先使用这个面膜来给皮肤排毒：

❋ 将1汤匙绿色黏土和1茶匙霍霍巴油混合。

❋ 涂在干净干燥的脸上，保持10分钟。

✺ 用温湿的布轻轻擦拭并拍干。

等待 10 分钟再敷滋养面膜：

✺ 在滋养面膜中加入 3 滴薰衣草精油。

实现皮肤舒缓和镇静的功效：

✺ 在滋养面膜中加入 1 汤匙有机芦荟凝胶和 5 滴洋甘菊精油。

如果要做全身护理，可以尝试具有净化和平衡作用的泥浆、海藻或海带身体面膜或沐浴浸泡（有许多市售产品）。将它们涂抹在皮肤上，保持至少 15 分钟。洗去面膜后，在身体上涂一些椰子油。椰子油具有卓越的补水功效，并能舒缓和抗菌，所以它有助于缓解刺激、干燥和发痒的皮肤。每两周做一次全身护理。

～～～～～～～～～～～～～～～～～～～～～～～～～～～～～～～～～

益生菌护肤品注意事项

要注意到你有一个独特的皮肤微生物群落和一个与你一起进化的生态系统，这是很重要的。因此，一个产品的效果会因人而异。你可能需要尝试一些不同的产品来找到那个最适合你皮肤的。我还建议寻找更加天然和有机的产品，避免使用含有尼泊金酯类和邻苯二甲酸盐类等有害成分的产品。美国环境工作组（Environmental Working Group，EWG）的皮肤深层化妆品数据库是很好的查看成分安全性的资源。此外，如第 5 章所述，由于益生菌的敏感性和稳定性问题，将它们加入配方中可能是一个复杂的过程。关于它的最佳形式：冻干、活的或不存活的，行业内存在一些争论。当研究这些时，由于相互矛盾的证据和缺乏外用益生菌的监管标准，很难分辨哪种形式更好。随着行业的成熟，在这方面的进步和理解也将提高。

阅读护肤品标签

～～～～～～～～～～～～～～～～～～～～～～～～～～～～～～～～～

在将产品用于皮肤之前，先了解产品中含有什么（图 7.1）。

益生菌护肤品

使用说明：避开眼周，清洁后取少量涂于面部。

活性成分：水、甘油、乳酸杆菌、油橄榄（*Olea europaea*）、果油、葡萄（*Vitis vinifera*）叶提取物、乳酸杆菌/柠檬果皮发酵产物提取物、菊粉、亚麻（*Linum usitatissimum*）油、透明质酸钠、生育酚、迷迭香（*Rosmarinus officinalis*）油提取物。

不含：尼泊金酯、硫酸盐、邻苯二甲酸盐、染料、麸质、合成香精、转基因生物、三氯生、酒精、聚二甲基硅氧烷、硅树脂、动物来源成分。

有效期至：12/19

图 7.1　益生菌护肤品标签

水：成分按照从含量最高到最低的顺序列出，所以那些排名靠前的成分在产品中占有更高的比例。

乳酸杆菌：寻找益生菌种、亚种或特定的菌株，还要注意它在标签上的位置。

油橄榄（*Olea europaea*）：成分的通用名称显示在它们的正式化学名称旁。

乳酸杆菌/柠檬果皮：可以发现一些益生菌是与其他活性物质复合在一起的，例如这里的柠檬果皮。

菊粉：益生元的来源。可以显示常用名，植物或食物来源的可以显示拉丁文和常用名。

迷迭香（*Rosmarinus officinalis*）油提取物：寻找配方中的天然防腐剂。注意一些掩饰成分，一些防腐剂可能掩饰成芳香剂。如果你不熟悉成分，做一些研究或查阅成分安全性数据库，如 EWG。

不含：查看"不含"列表。最透明的品牌通常会提供配方和质量标准背后最详细的信息。不过要注意某些成分的掩饰，例如，一个产品宣称"不含酒精"，要确保它不含乙醇、鲸蜡醇、硬脂醇、鲸蜡硬脂醇或羊毛脂醇。

有效期限：查看有效期限（到期日）和保持产品新鲜的存储条件。

值得注意的成分

当你在看益生菌标签时，寻找一种含有益生菌菌株和为它们提供食物的益生元的合生元混合物。虽然在第4章中我已经提到了那些经临床验证能维持皮肤健康的益生菌种、亚种和菌株，但是让我们再回顾和概括一下，这样你就知道在外用产品中要关注什么。

乳酸杆菌属——这类乳酸菌是最多样化的一类菌株，对于其附着和有益于皮肤的功效研究最广泛。

双歧杆菌属——有充分的证据证明它可以协同乳酸杆菌有效作用于皮肤和提供保湿性能。

线状透明颤菌——增强皮肤屏障，镇静平衡皮肤。

硝化杆菌属——这种在海洋和土壤中发现的细菌很有趣，因为它能产生硝酸盐，这是一种能促进身体和皮肤血液循环的成分。这类细菌被发现具有抗真菌特性，有助于保护皮肤细胞免受环境侵袭[237]。

益生元——理想情况下，你需要寻找益生元糖类，例如低聚糖、GOS和FOS或其他食物来源的益生元。它们为产品中的益生菌提供食物来源，促进皮肤有益菌的繁殖。

益生菌代谢物——益生菌会死亡并产生可能对皮肤有益的代谢物。事实上，护肤品品牌正开始将这些副产物作为活性成分与益生菌一起销售。其中一些是有助于平衡皮肤酸碱度、舒缓和保湿的有机酸，如透明质酸。也有一些是促进有保湿功效的神经酰胺和脂磷壁酸产生酶，这些都有助于加强皮肤屏障功能和舒缓皮肤泛红。糖蛋白可以使皮肤更有弹性和更光滑。

补充成分——这些有助于加强和保护皮肤屏障，从而维持皮肤微生物群。外用产品通常会在配方中添加补充成分，如植物神经酰胺以及基于食物和植物的抗氧化剂。

用于皮肤护理的益生菌

基于对益生菌和皮肤健康的临床研究，以下是一些最适用于某些皮肤健康状况的益生菌菌种，当你查看护肤品标签时可以此为参考。

抗衰老、抗污染和保湿/保持光泽——所有的乳酸杆菌属包括约氏乳杆菌、植物乳杆菌、嗜酸乳杆菌、鼠李糖乳杆菌，以及短双歧杆菌和嗜热链球菌（能促进皮肤生成神经酰胺，形成强大的皮肤屏障，最终有助于皮肤保湿）[238]。

痤疮和易有瑕疵的皮肤——凝结芽孢杆菌、双歧杆菌、乳双歧杆菌、嗜酸乳杆菌、保加利亚乳杆菌、干酪乳杆菌、副干酪乳杆菌、植物乳杆菌、乳酸乳球菌、粪肠球菌和唾液链球菌[239]。

抗炎和敏感皮肤——长双歧杆菌、干酪乳杆菌、发酵乳杆菌、副干酪乳杆菌和嗜热链球菌[240]。

特应性皮炎——干酪乳杆菌、鼠李糖乳杆菌、嗜热链球菌、短双歧杆菌、嗜酸乳杆菌、婴儿双歧杆菌、保加利亚乳杆菌和唾液乳杆菌[241]。

银屑病——副干酪乳杆菌、戊糖乳杆菌和婴儿双歧杆菌[242]。

玫瑰痤疮——乳酸杆菌属和双歧杆菌属[243]。

头皮屑/头皮发痒——副干酪乳杆菌[244]。

从外美化你的微生物群落

通过微生物群保护皮肤健康同样意味着建立和维持强大的皮肤屏障。随着过度清洁、涂抹刺激性成分和在皮肤上使用乳液、化妆品、香水等综合因素的增多，是时候重新思考和简化我们的护肤方法了。另外，我在第 3 章提到的环境因素会使皮肤处于更严重的生态失调状态。在写这本书的过程中，我对相关研究进行了整理，希望能提供一些微生物友好型护肤的综合指南。你或许还应该和你的皮肤科医生或美容师聊聊以便寻求更个性化的建议。

重新思考你的日常护肤步骤来净化、滋养和平衡你的皮肤生物群落。

❈ 洁面时，使用温度不冷不热的水，避免在热水中淋浴或坐浴太久，热水会带走皮肤中的天然油脂。

❈ 清洁时轻拍皮肤后用毛巾擦干。

❈ 不要经常使用去角质、剥脱型和深层清洁产品。虽然它们能很好地去除死皮细胞和多余的皮屑，但是持续的摩擦会破坏皮肤屏障（皮肤微生物最活跃的地方），并且会使你的皮肤更敏感、更容易受污染物和护肤产品的影响。

✳ 将清洁产品更换成以水为主要成分的而不是乙醇或硫酸盐类为主要成分的天然温和的清洁产品（不是皂类）。寻找含有益生元和益生菌，经过有机认证的原料、油和胶束水类成分的清洁产品。

✳ 每天使用含有益生元、益生菌和补充成分（如植物神经酰胺、类胡萝卜素和多酚抗氧化剂）的保湿霜，滋养皮肤，促进微生物群落蓬勃发展。

✳ 夜间使用营养更丰富的保湿霜，在睡眠过程中使皮肤微生物群落重新平衡。

✳ 进行皮肤护理时，尝试天然来源的面部、头皮和身体面膜（体膜）。对于老化和敏感的皮肤，寻求含有泥浆或藻类的面膜从而更好地保湿。对于油性和毛孔堵塞的皮肤，尝试粉色或绿色黏土面膜来清除杂质和多余的油脂。使用完整的、天然来源的产品不仅能提供微生物以及它们的代谢产物，还能提供维生素、矿物盐类和抗氧化剂来净化和重新平衡皮肤。我最喜欢的头皮和头发护理产品之一是来自ESPA（英国水疗品牌）的粉色头发和头皮黏土面膜（又称"粉红发膜"）。现在我知道为什么效果这么好了，温泉水产品具有舒缓和平衡皮肤的功效，每天喷洒或按照生产商的说明书使用即可。

✳ 减少每天涂抹在脸上的化妆品数量。过量的化妆使你的皮肤暴露在化学物质中，使皮肤无法呼吸，并需要额外的清洁来将其洗掉。简化每天的护肤程序或减少数量。如果可能的话，换成基于矿物的和有机的产品。

我们已经深入了解了皮肤微生态和益生菌的各个方面，为什么你不想在护肤中尝试这些呢？尽管有一些常规的细菌种类在皮肤上占优势并定居，但是请记住，你的皮肤微生物组是独特的，并且受你的生活方式和你所暴露的环境的影响。所以重要的是要考虑你目前的皮肤健康状况、你使用的产品以及你的饮食和环境暴露去平衡健康的皮肤。共生和生物多样性的概念超越了皮肤上单纯的定植菌，而这种宏观尺度的共存则将其带回到微观水平上的有助于保持皮肤健康、清澈、亮泽的微生物上来。

第8章

合而为一：微生物菌群美容生活方式

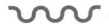

人类皮肤1cm²可以容纳多达10亿个微生物个体。这些不同种类的微生物群落可以保护我们免受感染，但是如果我们不护理皮肤，让它暴露在生物多样性的生态系统中，这些菌群就会加重和增加皮肤敏感性或产生其他情况[245]。

当菌群经过养护和保持平衡时，皮肤微生物群落可以适应并充当你与潜在有害病原体和污染物之间的守门人。当菌群失衡时，皮肤细菌原有的控制、阻止病原体和污染物的能力就会被破坏。你的皮肤面对这些环境压力会变得易受攻击或高度敏感。要真正滋养皮肤微生物群，我们需要考虑一个综合的方法来解决我们皮肤每天接触和暴露的东西。众所周知，影响我们微生物菌群的因素有很多，包括：

* 环境和外部因素——营养、益生元、益生菌和合生元；心理压力与生活方式；空气质量/从室内、城市到乡村的暴露；局部护肤及化妆品；宠物；药物和抗生素。

* 内部因素——衰老、遗传、免疫和健康状况，激素的变化[246]。

讨论与皮肤微生物群有关的局部皮肤护理或饮食只是工作的一半。只有将营养、护肤和生活方式结合起来，才能最大限度地对皮肤有益。因此，我整理了一些实用的指南和技巧来帮助你从体内、体外生物群落的角度重新思考皮肤健康问题。

首先，让我们强调一下皮肤生物群系哲学。这个哲学体系是基于我们在本书中回顾的最新的皮肤微生物学的研究形成的。我为对这种微生物群落友好的生活方式设置三个基本组成部分。

净化——最小化每天接触的"毒素"负荷，从你吃的东西到你涂抹在皮肤上的东西。目标是向健康、无毒的皮肤护理迈进。

　　滋养——通过对微生物有益的营养、补充以及护肤和接触生物多样性环境的方式来重新平衡和滋养你的皮肤。

　　平衡——建立基础护肤、健康和生活习惯以保持健康亮泽的皮肤。

美化你的皮肤微生态——计划

　　在第6章中，我们学习了一些核心的饮食原则，用有益细菌重新填充肠道。这些有益的肠道细菌会影响皮肤和皮肤微生物菌群的健康和功能。当我们利用肠道作为通往皮肤的"通道"时，我们可以通过富含益生元和益生菌的营养物质改变我们的皮肤健康，包括皮肤敏感、过敏或炎症状态。根据临床证据，乳酸发酵的或富含多酚的饮食对重建肠道屏障和微生物菌群是有效的。

　　虽然我不想用"清洁饮食"这个术语，但表面看上去清洁或清除饮食中的有毒物质是很重要的，这将有助于减少暴露于食源性毒素和化学物质对身体产生的压力或负荷。因为你的皮肤与饮食健康相关，当肠道不健康时（如肠漏综合征、食物过敏原、有害细菌过度生长）会降低皮肤的免疫力和正常功能。通过去除高致敏原、特殊加工的和难以消化的食物，可以让身体从内到外地休息和获得重新平衡。这些食物包括大米、面包、意大利面、乳制品、精制糖和替代甜味剂、咖啡、食品色素、调味品和防腐剂等。

～～～～～～～～～～～～～～～～～～～～～～～～～～～～～～～～～～～～

　　注：如果你有兴趣了解个人生物菌群状态，现在有一些公司通过粪便样本提供肠道微生物组的检测。一个快速的互联网搜索将为你提供几家公司，这些公司将测试送到你的家中，一旦你邮寄测试样本回去后，公司会基于你的评估提供饮食指南。当考虑皮肤生物群落时，这些结果可能是有益的，因为你将更好地了解如何由内到外地养护你的皮肤。这是个性化营养的新趋势。

～～～～～～～～～～～～～～～～～～～～～～～～～～～～～～～～～～～～

微生态美容营养精华

为了帮助这些有益细菌重新繁殖，结合以下 4 条指南大约 1 个月后，你应该能找到一个最适合自己的饮食和生活方式。

1. 每天吃 2～3 种发酵的富含益生元和益生菌的食物。你可以从每天一份慢慢开始，然后逐渐增加。以下是一些不错的选择：

❋ 活性发酵酸奶或开菲尔（来自乳制品、杏仁或椰子奶）。

❋ 富含益生菌的奶酪（来自乳制品、坚果或种子）。

❋ 加工蔬菜（如酸白菜或泡菜）。

❋ 咸菜（一定要选那些经过乳酸发酵的）。

❋ 豆豉。

❋ 纳豆。

❋ 味噌。

❋ 康普茶。

❋ 未经高温消毒、未经过滤的有机苹果醋（与水的稀释比例为 1 ∶ 1）。在用餐时服用有助于消化，但不要过量。如果你胃酸过多或有溃疡，要避免服用。

❋ 香醋（与新鲜制作的沙拉调味品一起使用）。

2. 考虑服用益生元和益生菌补充剂。找到最适合你皮肤健康目标或状况的益生菌。含有至少 100 亿 CFU 益生菌的合生元混合物是不错的选择。

3. 每天在水中添加叶绿素（每天 10～15 滴）。

叶绿素是一种强力解毒剂，有助于控制病原体和内毒素的过度生长，平衡 pH 值，并促进肠道菌群健康[247]。

4. 目标是每周服用3~4份营养冰沙或新鲜果汁，每天喝一小口肉汤和有益菌群的茶。

伴随着饮食改变的轻微症状

当你的饮食发生改变时，你可能会注意到轻微的不良反应。这些症状通常在第一周内发生，然后会慢慢消退。可能包括如下症状：

瑕疵——你的皮肤是一个排泄器官，在改变饮食习惯后第一周左右的时间出现瑕疵非常常见。当你的皮肤重新平衡时，这些会消退。

消化不良——刚开始改变饮食，以及食物纤维的增加会扰乱消化系统。要确保你有足够多的流质；选择生姜或舒缓助消化的茶，或者减缓饮食的改变，并且进食慢一点。你最终会完成饮食改变，并且没有痛苦。

头痛/嗜睡——这在饮食变化中很常见，但一般不会持续太久。

更新你厨房的食物

为了让你朝着美丽的微生态计划前进，给你的厨房补充这些营养微生物友好的、富含益生元和益生菌的食物。如果可能的话，选择有机的、当季的，或冷冻的、不含激素和抗生素的食草动物蛋白；野生低汞鱼类和贝类。如果你没有有机农产品，使用天然的水果和蔬菜专用香皂来清除多余的残留物。如果你用的是自家菜园里的农产品，轻轻地清洗你的香草和蔬菜，这样能保持一些健康微生物完好无损。同时尽量避免麸质、大豆和奶制品。即使你只在第一个月这样做，也能让消化系统休息和复位，你的皮肤也会有所改善。

农产品

蔬菜——菊苣、大蒜、青葱、洋葱、小葱、耶路撒冷洋蓟、韭菜、皱叶甘蓝、蒲公英嫩叶、芦笋、山药、胡萝卜、萝卜、甜菜、黄瓜、甜青椒、香菇、羽衣甘蓝、菠菜、豆芽、茴香、花椰菜、西兰花、甜菜、芝麻菜。

水果——香蕉、西瓜、葡萄柚、浆果、芒果、西红柿、蔓越莓、柠檬。

蛋白质

植物蛋白——豆类和豆科植物（鹰嘴豆、芸豆、黑豆、扁豆），植物蛋白粉（豌豆、乳清、大米）。

动物蛋白——无汞鱼（凤尾鱼、鲱鱼、野生鲑鱼），自由饲养牛肉、鸡肉、火鸡、羊肉、富含 ω-3 的鸡蛋。

碳水化合物

麦麸、大麦、燕麦、菰米、藜麦。

脂肪和油

牛油果、特级初榨橄榄油、葵花籽油、核桃油、亚麻籽油、芝麻油。

微生物有益食物

乳酸发酵食品——酸菜、泡菜、发酵蔬菜、腌菜、康普茶发酵茶、无糖酸奶、开菲尔或奶制品替代品。

无糖杏仁、腰果、椰子或米乳（选择这些而非高过敏原乳制品或豆奶，尤其是患有痤疮皮肤、玫瑰痤疮或银屑病时）。

生坚果和种子（如果可以忍受）——去皮杏仁、开心果、碧根果、核桃、坚果黄油、亚麻籽、奇亚籽、麻仁、南瓜籽、芝麻籽和葵花籽。

草药和香料——丁香、牛至、百里香、茴香、肉桂、孜然、姜黄、罗勒、香菜/香菜籽、迷迭香、大蒜、黑胡椒、姜。

茶——优质绿茶、红茶、路易波士茶、生姜茶、姜黄茶、康普茶。

未经高温消毒的蜂蜜、可可、椰子、香醋、苹果醋和红酒醋。

新鲜的绿色果汁、自制的肉汤、其他汤或滋补品。

开始你充满活力和美丽的一天

要想每天都对皮肤有益，就按这些基本步骤开始饮食吧：

✳ 每天早上喝挤了半个柠檬的温水。

✳ 喝你选择的茶（根据指南的推荐，见第64页）。

✳ 向水中加入薄荷或无味叶绿素。

✳ 按照使用说明使用你决定服用的益生菌补充剂。

早餐，我喜欢以一杯奶昔果汁开始我的一天，因为它们超级方便，充满活力，是获得所有这些美丽相关的营养物质的简单方法，包括益生元和益生菌。我建议你从第101页开始测试一下食谱，然后根据你的喜好修改，但修改要建立在你每天早上能获得充满美丽和能量的益生元或益生菌营养的基础上。还可以添加功能性粉剂，如益生元菊粉或胶原蛋白粉，添加到冰沙中而不影响口感。如果你考虑添加一个补充粉，最好选择有机认证款，并在打开后3个月内使用。

作为皮肤健康计划的一部分，胶原蛋白很重要，因为它占体内蛋白质的30%，占皮肤蛋白质的70%左右。胶原蛋白位于真皮层（皮肤最外层以下）内，是支撑皮肤结构的结缔组织基础（也是皱纹形成的起点）。通过在你的饮食中添加某些富含蛋白质的食物，可以促进健康皮肤胶原蛋白的生成，并保护你的皮肤不过早衰老。一些顶级的促进胶原蛋白产生的食物包括家禽、鸡蛋、螃蟹、龙虾、牡蛎、甜青椒、甘薯、杏仁、葵花籽、芝麻、鹰嘴豆、肾形豆或大豆和海藻。将它们与富含维生素C的食物（胶原蛋白生成所必需的）一起添加。

对于胶原蛋白补充剂，我更喜欢海产品，你不必服用全剂量。最近的研究表明，皮肤、头发和指甲健康受益剂量低至每天2000mg。如果你对动物胶原蛋白粉不感兴趣，还有其他的方法，可以从自己制作的骨头汤（参见第97页的食谱）、寻找植物或植物性成分（譬如积雪草种子，一种在中医中使用的强大草药，最近也在西方医学中使用）中获益，以促进皮肤胶原蛋白的生成。和往常一样，如果你担心膳食补充剂的潜在禁忌证，请进行相关研究并咨询你的保健医生。

微生态美容膳食

我和我的朋友梅丽莎·纽巴特（Melissa Neubart）合作，她是健康倡导者，毕业于自然美食研究所（Natural Gourmet Institute），她根据微生态美容指南和益生元/益生菌营养原则，提出了一些令人惊叹的膳食建议和食谱。这些膳食食谱样本非常适合午餐或晚餐，并将指导你为微生态美容营养计划选择营养最丰富的食物。

* 鸡胸肉切片、牛油果、红辣椒配羊乳酪（如果可以的话）放在菠菜上、鲜嫩的羽衣甘蓝淋上牛油果味噌酱（第92页）
  绿茶

* 拌有红辣椒、柠檬香草醋汁的藜麦（第90页）
  你选择的生物友好型茶

* 素食辣椒添加洋葱、蚕豆、黑豆、辣椒粉、茴香
  一些发酵的蔬菜或2～3个腌菜
  姜黄茶

* 甜菜和牛油果味噌拌料的绿色沙拉（第92页）
  一份（约3/4杯）有机低糖希腊式淋有蜂蜜的酸奶
  绿茶

* 咖喱扁豆汤
  配牛油果味噌酱（第92页）或香醋汁味（第95页）的绿色蔬菜叶
  绿茶

* 拌有香蒜沙司的烤三文鱼（第91页）
  野生稻米和蒸西兰花
  味噌汤

❋ 泡菜煎蛋卷，一天中任意时间（第94页）

　　配牛油果味噌酱（第92页）或香醋汁味（第95页）的绿色蔬菜叶

　　绿茶

❋ 美味的烤鹰嘴豆（第93页）

　　配有香醋酱调味的芝麻菜和小辣椒（第95页）

　　你选择的味噌汤或生物友好茶

果汁、肉汤和茶

在你的日常饮食中，两餐之间或饱餐之后加入茶和肉汤，可以帮助消化。

为了促进和补充身体和皮肤的营养，选择几个周末或每个月的一个星期，每天做一些新鲜果汁。每天早晨或餐间服用1～2次。当你在榨汁的时候，是一个在水疗中心或在家做泥浆疗法的好时机，以充分享受营养和护肤清洁相结合的好处。

为什么是骨汤呢？

这可能不是对每个人都适用，但有一些很好的理由让你考虑在你的饮食中添加骨汤，以促进胃肠道和皮肤健康。

❋ 增强肠道屏障——骨汤被推荐用于肠道与心理综合征（gut and psychology syndrome，GAPS）饮食，用于治疗自闭症和其他因素导致的肠道功能障碍，因为明胶和氨基酸有助于舒缓肠道内壁，提高肠道营养吸收能力。

❋ 富含明胶和蛋白质——骨汤含有明胶和氨基酸，如脯氨酸，对皮肤结缔组织的健康和紧致光滑皮肤、头发和指甲至关重要。

❋ 有助于肝脏解毒——骨汤含有氨基酸、甘氨酸，有助于肝脏的排毒。

❋ 矿物质的来源——骨汤含有钙、镁、钾和磷，对消化、循环、神经系统功能和骨骼健康都很重要。

微生态美容护肤计划

与肠道不同，皮肤经常暴露在外部环境的微生态中。直到最近，人们还认为要保持皮肤健康，需要倡导过度卫生的生活方式。现在，随着对皮肤微生态的深入了解，我们知道的更多了。许多临床证据表明，我们应该重新思考如何护理我们的皮肤。以下护肤指南是根据皮肤微生态制定的。

清理你的护肤品或美容用品柜。2010年西沃恩·奥康纳（Siobhan O'Connor）和亚历山德拉·斯普特（Alexandra Spunt）合著的《不再难看：美容产品的真相和安全清洁化妆品的终极指南》(*No More Dirty Looks: The Truth about Your Beauty Products and the Ultimate Guide to Safe and Clean Cosmetics*) 是了解"无毒美容"的一个很好的材料。这本书值得一读，其对无毒或健康美容概念有一个很好的介绍。如今，已经有了环保（ecoconscious）化妆品数据库，我们比以往任何时候都更容易深入了解护肤品和化妆品成分的健康和安全性。你可以先从浴室柜子里移除含有刺激性化学物质、防腐剂和深层清洁剂（如硫酸盐、对羟基苯甲酸酯类、三氯生、人工香料、聚乙二醇、二苯甲酮和甲醛）的产品。检查你的化妆品，以及身体护理和头发护理产品，减少皮肤护理用品和化妆品中的有毒负荷。你的皮肤生态系统会感谢你的！

改用磨蚀性较低的有机、天然和益生元/益生菌护肤品。现在市面上有很多品牌，有些可能更适合你的皮肤类型和健康目标。寻找奉行同样理念的零售商是寻找健康无毒的美容品牌的一个好方法。斯通尼（Credo Beauty）（credobeauty. com）是一家零售商，它在整合市场上一些高质量的无毒化妆品品牌方面做得很好。你可能不想马上改变你现在的护肤习惯，但至少应从适合你的皮肤类型和状况的益生元/益生菌洗面奶和保湿霜开始。

微生态养护面部疗法

根据你皮肤的敏感性或你想改善的特殊情况，每周或每两周做一次这方面的治疗。

对于容易长痘或毛孔堵塞的皮肤，可以试试泥浆面膜。选择绿色或粉色的黏土基质产品和泥类或藻类面膜，为皮肤补充水分和营养。使用高质量的面膜，与一些低端产品相比，高质量的面膜纯度更高、污染更少。

在敷泥浆或黏土基质面膜后的几天，继续使用舒缓保湿益生菌面膜（根据你的皮肤类型添加增强剂），这些面膜也适用于医美术后或瘙痒、干燥脱屑的皮肤。燕麦和牛油果能舒缓和滋润皮肤，可以每周做1～2次。

舒缓保湿益生菌面膜

2汤匙原味希腊酸奶

1/2个成熟的牛油果，捣碎

1～2粒益生菌胶囊（含乳酸菌、双歧杆菌和嗜热链球菌）

1茶匙生蜂蜜

1汤匙燕麦或燕麦粉，使皮肤更细腻

1. 将这些成分混合在一个干净的玻璃碗里，打开益生菌胶囊与这些成分混合。

2. 涂抹于清洁后的皮肤上，静待10～20分钟。

3. 用湿的、温热的干净布片轻轻擦拭，拍干。

4. 使用高保湿霜（晚霜效果更好），最好是含有神经酰胺和益生菌的保湿霜。

美容微生态全身护理

清洁剂要选择不含硫酸盐的超温和（或）"对微生物友好"的产品，因为硫酸盐会让你的皮肤pH值失衡。燕麦、洋甘菊和薰衣草等舒缓成分既可以清洁皮肤，又不会去除油脂而使皮肤干燥。

对于保湿霜和其他外用产品，选择含有神经酰胺和益生菌成分的产品，它们能滋养皮肤微生物菌群，建立皮肤屏障，而不干扰或破坏皮肤的自然生态系统。选择含有椰子油的产品，因为它也具有平衡皮肤微生物的作用。

多出汗。从运动到桑拿，出汗产生的代谢物，可作为皮肤微生物的益生元。

衣物及洗衣注意事项：穿合成材料的衣服可能会破坏皮肤微生物菌群，比天然来源的衣服（如棉、麻或亚麻）容易驻留更多有害细菌。与合成材料的衣物相比，天然纺织品在清洗过后能够保留更多的有益细菌[248]。

Spa时间！花点时间去水疗中心享受传统的泥浴、桑拿和（或）水疗。淤泥或海藻中的天然元素和微生物，能帮助皮肤排毒，重建皮肤微生物菌群，滋养和调理皮肤。如果你更喜欢在家里做按摩，那就干刷你的皮肤，尤其是大腿和胃周围，以促进血液循环和淋巴引流。在进入浴缸或淋浴前，用泥浆涂抹身体，保持5～10分钟。如果你是泡澡，在泥浴中再浸泡10～15分钟；如果你是淋浴，让蒸汽渗入皮肤几分钟后再洗掉。你能做到的话，每两周做一次泥浆疗法，效果更好。

干刷是一种清除皮肤碎屑、促进血液循环和淋巴引流的好方法，而又不会去除皮肤上的天然油脂。洗澡前快速刷一下，特别是大腿部位，因为那里体液积聚，循环不太活跃。

微生物美容的生活方式

这是一种心态。你还记得第1章我们讲到的肠-脑-皮轴吗？这个神奇的生物-神经系统网络会受我们精神和情绪压力的影响。如果你想要保持皮肤生态系统的健康和平衡，那就尝试控制你的压力水平。冥想和瑜伽可以帮助有效控制你的压力反应，同时很容易融入你日常/每周的生活中。从课堂学习到在家使用APP，将你的瑜伽课程和莫克沙瑜伽（Moksha）或热瑜伽、养生瑜伽或冥想课程结合起来，让你的大脑和身体都得到休息和平衡。还有锻炼强大意志力的APP，如"平静"（Calm）或"头脑空间"（Headspace），可以教你如何沉静下来，集中精神，以及如何减压、熟睡以及承担日常生活的压力。

美容觉是真实存在的。其是大脑和身体（还有皮肤）更新、恢复活力以应对第二天的日常生活的关键。晚上喝一些温和舒缓的茶，比如洋甘菊、薰衣草、香蜂草或西番莲，可以有很多很好的组合。镁离子对缓解紧张也很有帮助，可以让身体为宁静的睡眠做好准备[249]。

尽可能多到户外活动。如果可以的话，可以把你的日常锻炼转移到室外。多带你的狗狗去散步，去公园，做些园艺工作——任何能帮助你与自然和周围环境重新建立联系的事情。正如你从第3章中所了解的，这些有助于你皮肤状态的平衡，进而建立一个健康的生态系统！但记得要涂防晒霜。

园艺是重新接触大自然的最好方式之一。自己种植蔬菜和草本植物是一种通过富含微生物的生物多样性土壤进而从食物中获得最大收益的方法，并能将你带到户外。有谁比我以前的同事兼朋友迈克·罗尔弗森（Mike Rohlfsen）更适合被请教这些问题呢？他专门研究农业和生物技术（同时他也是一名狂热的园丁）。

根据Mike的说法，这里有一些建议，可以帮助你为你的鲜花、草本植物和农产品建立一个可持续的、微生物多样的花园。

"为了确认你对园艺的兴趣，如果你是新手，慢慢来，先做容易的和你在空闲时间能够做到的事情。不要因为急功近利而失败，因为贪多嚼不烂。你会被你的成功所鼓舞，即使是一小步。

"先把你的土壤弄对！良好的土壤是成功的一半。你可以购买优质土壤，或者如果你足够幸运已经拥有它，就更好了。要经常用有机物质来改良你的土壤，比如陈年的堆肥和肥料，每年加一些，可以保持健康土壤中的微生物活性，使植物健康吸收营养和其他物质，提高其免疫力。有机肥料当然很有帮助，但是使用标准肥料也没有什么问题，只要它和大量的有机物结合在一起。

"几乎在北美的所有地方（美国和加拿大），都有来自附近的农业推广办公室或大学提供的各种农作物的本地操作指南。提前做好功课，你可以从合适的土壤、肥料、种植时间和其他重要的东西着手。优兔（YouTube）上有数百个好的视频可以帮助你开始。

"另一个经常被忽视的重点是获取阳光。不同的植物差异很大，有些作物需要大量的阳光，而有些作物不需要太多的阳光。当你做计划的时候，请记住这一点——考虑好树木的遮阴或植物旁边墙的朝向（譬如朝南意味着阳光充足）。

　　"最后，为了健康和内在美，考虑好植物的颜色。颜色意味着抗氧化剂，在某些情况下，你可以种植一些通常在杂货店看不到的罕见颜色的植物，将它们混合种植。而且，这些植物性质通常不稳定，很快就会失去效力，最好新鲜食用，所以当你在自己的花园里种植它们时，你可以尽情地利用这些特性。绿色、橙色、红色、紫色、黄色，所有这些颜色都意味着不同的抗氧化剂和相关的营养物质。孩子们也喜欢这些颜色，这可以让他们更兴奋地在院子里活动。紫色豆角和土豆，谁知道呢？孩子们喜欢这样，说不定你还能得到一些免费的劳动力呢！"

　　想想我们所做的一切，都很令人惊讶，从我们吃的东西到我们皮肤暴露的环境，都会影响构成皮肤微生态的微生物群落。随着现代科技和研究的进步，在护肤方面，我们似乎正朝着更全面的方向发展。

第 9 章

生物美容食谱

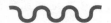

红椒藜麦

4人份

1杯藜麦

2杯水

柠檬香草油醋汁：

✳ 2汤勺特级初榨橄榄油

✳ 1/4茶匙新鲜百里香

✳ 1/2茶匙新鲜迷迭香碎

✳ 1/2茶匙鲜鼠尾草

✳ 2茶匙柠檬皮屑

✳ 1个柠檬挤出的汁

✳ 2汤匙切碎的香菜

半杯红甜椒丁

盐和黑胡椒

1. 把藜麦和水放在大小适中的平底锅里煮开，然后转小火，半掩锅盖，文火炖15分钟，或者直到所有的水被吸收。

2. 在煮藜麦的时候，开始制作油醋汁：把橄榄油、百里香、迷迭香碎、鼠尾草、柠檬皮屑、柠檬汁和一小撮盐搅拌均匀，约45秒，直到酱汁变得顺滑。最后再加入适量的盐和黑胡椒调味。

3. 当藜麦煮熟后，盛到一个大碗里，加入之前调好的柠檬香草油醋汁、香菜碎和红甜椒丁，搅拌均匀。

小贴士：要想有坚果的味道，可以炒一下藜麦，这也有助于消除谷物的苦味。在加水煮藜麦之前，在约2.7L的锅中加入藜麦中低火翻炒。不断搅拌藜麦5~8分钟，你会听到藜麦开始发出爆裂声。炒好后加入两杯水烧开。调至文火炖15分钟或直到所有的水被吸收。

香蒜烤三文鱼

2人份

2片三文鱼，每片113~170g

适量的盐和黑胡椒

麻仁香蒜酱：

✳ 两杯剁碎的罗勒叶

✳ 1茶匙盐

✳ 半杯麻仁

✳ 1/4杯特级初榨橄榄油

✳ 1.5大汤勺味噌

✳ 1瓣大蒜

❋ 2大汤勺柠檬汁

❋ 盐适量

1. 把烤箱预热到230℃（450℉）。

2. 三文鱼两面均匀抹上盐和黑胡椒调味。

3. 把三文鱼带皮一面朝下，放入不粘的烤盘或带耐烤把手的不粘锅。

4. 烤14～17分钟，直至三文鱼烤熟。

5. 在食品加工机中，加入罗勒叶碎，1茶匙盐和半杯麻仁，搅拌10～15秒后，将剩下的蒜酱原料加入搅拌直至混匀，最后再加入适量的盐调味。

6. 在烤好的三文鱼上浇上麻仁香蒜酱即可食用。

小贴士：如果没有罗勒，可以用最苦的青菜，或者胡萝卜叶代替。你也可以把麻仁换成松子、核桃或腰果。

"蔬菜沙拉"配甜菜和牛油果味噌酱

2人份

3棵甜菜，去皮切成2.5cm左右的小块

2汤匙橄榄油

1茶匙盐

1汤匙干牛至叶

1汤匙新鲜迷迭香

5杯沙拉用绿叶蔬菜［如蒲公英、芝麻菜、菠菜和（或）羽衣甘蓝］

1/4杯南瓜籽或麻仁

半杯韩国泡菜

牛油果味噌酱：

❋ 1个中小牛油果

❋ 1/4杯特级初榨橄榄油

❋ 1/4杯切碎的新鲜欧芹

❋ 1/4杯水

❋ 1/4杯柠檬汁（约1个柠檬）

❋ 3汤匙红或白日本豆面酱

❋ 2汤匙切碎的葱

❋ 2汤匙苹果醋

❋ 1汤匙蜂蜜

1. 将烤箱预热至200℃。

2. 把甜菜和橄榄油拌在一起，加入一茶匙盐、干牛至叶和迷迭香，铺撒在烤盘上烤约35分钟，或者烤至甜菜内软外酥，取出放凉。

3. 将所有的牛油果味噌酱所需的食材放入食品加工机中搅拌均匀，冷藏。

4. 甜菜冷却后，准备沙拉。将1/2～3/4杯调味汁加入蔬菜后混合。上面撒上甜菜和你喜欢的籽以及泡菜。

香烤鹰嘴豆

4人份

1杯干鹰嘴豆，浸泡一晚，沥干水，洗净

1片香叶

4支新鲜百里香

1/4杯特级初榨橄榄油

2茶匙孜然粉

1茶匙烟熏辣椒粉

1茶匙茴香粉

1茶匙姜黄粉

1搓辣椒碎

1汤匙柠檬汁

海盐和黑胡椒适量

柠檬

1. 煮锅中加入鹰嘴豆与一小撮海盐、香叶、百里香枝和足够盖过食材的水，炖约
   2小时，直到鹰嘴豆变软，捞出豆子。

2. 预热烤箱至约170℃，将豆子放入一个中等大小的碗中，加入橄榄油、孜然粉、
   辣椒粉、茴香粉、姜黄粉和辣椒碎，撒上盐和黑胡椒粉。

3. 将豆子转移到铺好烘焙纸的烤盘中，烤至酥脆，约15分钟，最后再加入适量
   海盐和鲜榨的柠檬汁。

泡菜煎蛋卷

1～2人份

2个鸡蛋

1～2 根青葱，切碎

约 1/4 杯韩国泡菜

1 汤匙橄榄油

海盐和黑胡椒

芝麻菜和豌豆芽，用于最后点缀

1. 把鸡蛋、青葱碎和泡菜放在碗里拌匀。

2. 用大小适中的煎锅中火加热橄榄油，加热后加入上面的鸡蛋混合物，再加少许海盐和黑胡椒。

3. 用锅铲把鸡蛋和锅的边缘铲开，不要翻动，使其充分煎熟。

4. 煎熟后，将其折叠起来，在上面放上芝麻菜和豌豆芽。

香醋沙拉酱

4 人份

2 汤匙蜂蜜

1 汤匙第戎芥末酱

1 瓣大蒜，切碎

1/4 杯香醋

3 杯特级初榨橄榄油

海盐和黑胡椒调味

将所有的食材混合后冷藏。

烤三文鱼和蔬菜

〰〰〰〰〰〰〰〰〰〰〰〰〰〰〰〰〰

4人份

4片三文鱼，每片约113g

2汤匙特级初榨橄榄油

1茶匙生蜂蜜

1/4杯新鲜罗勒叶或欧芹，分成两份

2个红色或黄色的甜椒，去茎，去籽，对半切开

1个中等大小的红洋葱，切成块

1/2茶匙海盐和黑胡椒调味

1个柠檬，切成4瓣

1. 将三文鱼放入碗中，加入1汤匙橄榄油、生蜂蜜，一半罗勒叶或欧芹，少许海盐和黑胡椒腌制。

2. 将烤架预热至中温。

3. 将剩下的1汤匙橄榄油刷在甜椒和洋葱上，再撒少许海盐和黑胡椒调味。

4. 把所有食材放在平底锅里，三文鱼皮面朝下，把蔬菜翻炒几次，但不要翻动三文鱼，煎大约10分钟，直到皮肉能够分离。

5. 将食物从锅里拿出来，先把蔬菜装盘，然后去掉三文鱼皮，把三文鱼放在盘子里。配上柠檬瓣，最上面放上剩余的罗勒或欧芹点缀。

骨 头 汤

〰〰〰〰〰〰〰〰〰〰〰〰〰〰〰〰〰〰〰〰〰〰〰〰〰〰

每天2～3杯

1整只鸡的骨头（或烤鸡最后的骨架）或一整条鱼的骨头

2～3片香叶

少许海盐

1汤匙黑胡椒

任何蔬菜碎（推荐洋葱、胡萝卜、芹菜和大蒜）

纯净水

1. 在一个大锅里，用水浸过鸡或鱼骨头煮沸，煮沸20分钟后舀掉上面的油沫，放凉。

2. 把骨头转移到砂锅或慢炖锅中用水浸没，慢炖，加上香叶、海盐、黑胡椒及选好的蔬菜碎。中火炖8～10小时直至骨头变松软。放凉后放入冰箱冷藏，最多可存放一周，每天在两餐之间吃1～2次。

精制生物补药

〰〰〰〰〰〰〰〰〰〰〰〰〰〰〰〰〰〰〰〰〰〰〰〰〰〰

1片约10cm的新鲜姜黄或

2茶匙有机姜黄膏

1块约7.6cm的新鲜生姜

3个柠檬，去皮

4杯泉水或椰子汁

1茶匙生蜂蜜

1/2茶匙苹果醋（可选）

1. 把新鲜的姜黄和生姜、柠檬一起放在榨汁机里，打碎。

2. 将新鲜的果汁倒入泉水或椰子汁中。

3. 加入生蜂蜜、姜黄酱，如果用苹果醋的话此时也一并加入。

4. 混合好后放在密封的玻璃容器中。

5. 每天在饭前喝2～3次，每次约113mL。

6. 最多可冷藏3天。

排毒养颜汤

如果用非有机农产品，请剥去表皮，彻底清洗以减少农药和化学残留。

2棵甜菜，去皮并切成两半

2个胡萝卜，去皮

2根芹菜茎

3瓣大蒜，压碎

1个红洋葱，切成块

1把花椰菜芽

1把菠菜

1把羽衣甘蓝

蒲公英绿叶（这些菜可能很苦，所以用量大概是菠菜和羽衣甘蓝的一半）

1片约5cm的鲜姜，去皮

1块约2.5cm新鲜姜黄，去皮，或1/2茶匙姜黄膏*

1汤匙黑胡椒*

1/2～1茶匙海盐和红藻类片*

1. 将所有食材放入一个大锅中。

2. 把锅里装满水，没过所有的蔬菜。

3. 用大火煮沸，然后把火转小，半盖上锅盖煮20分钟，直至蔬菜变软。

4. 晾凉后将汤滤入玻璃容器里密封。

5. 像喝茶一样每天喝2～3次，在冰箱中最多存放1周。

*你可以使用香草和香料来调味，甚至尝试一些本章推荐的其他食材。

新鲜的果汁

选择一些深绿色蔬菜，如菠菜、羽衣甘蓝和蒲公英；甜菜、苹果、胡萝卜、芹菜和黄瓜都能很好地帮助身体排毒和恢复活力。再加一小块新鲜的姜和姜黄。

光亮肌肤和抗氧化奶昔

3/4～1杯的椰奶或杏仁奶

1/4杯纯净水

2汤匙高蛋白希腊酸奶

1/2勺（或约15g蛋白质）豌豆、乳清蛋白粉

2杯新鲜或冷冻蓝莓

1把有机菠菜叶

1茶匙亚麻籽油

1/2茶匙亚麻籽或亚麻粉

1/2茶匙生蜂蜜

把所有材料混合在一起就可以上桌了。

美丽健康的真相

豌豆蛋白质、酸奶、蜂蜜——促进有益的肠道细菌生长。

蓝莓——含花青素（抗氧化剂，支持胶原蛋白的产生），是果胶的良好来源，可以清除肠道毒素。

亚麻——纤维的来源，木酚素（植物雌激素/平衡激素的特性）和ω-3脂肪酸使皮肤光洁。

纯 净 奶 昔

3/4杯杏仁奶或椰奶

1/4杯牛奶或非乳制开菲尔牛奶

1勺（或约15g蛋白质）豌豆或麻仁蛋白粉

1/2杯冰冻混合浆果

一把菠菜或羽衣甘蓝叶

1/4茶匙姜黄粉

1/2茶匙优质螺旋藻或小球藻粉

1茶匙奇亚籽或麻仁

少许肉桂粉

把所有食材混合在一起就可以上桌了。

美丽健康的真相

开菲尔——维持肠道和皮肤健康的益生菌的来源。

菠菜和羽叶甘蓝——含有维生素K，能平衡血糖；镁能舒缓压力，是有利于皮肤的玉米黄质的来源。

姜黄——抗氧化，抗炎，有助于控制病原体过度生长。

螺旋藻/小球藻——浓缩叶绿素、植物营养素、维生素和矿物质的来源，可净化和清洁皮肤。

肉桂——平衡血糖作用和抗菌作用。

强化皮肤、头发和指甲的奶昔

1杯过滤水

1/4杯非乳制开菲尔牛奶

1/2勺（或约15g蛋白质）豌豆、乳清或麻仁蛋白粉

1/2 勺（约 2000mg）无味海洋胶原蛋白肽

1/2 个成熟的牛油果

1/2 杯新鲜或冷冻浆果

1 茶匙奇亚籽或麻仁

1/2 茶匙生蜂蜜

把所有食材混合在一起就可以上桌了。

美丽健康的真相

开菲尔和蜂蜜——益生菌合成的来源，含蛋白质和胶原蛋白肽成分，可构建坚实的皮肤、健康的头发和指甲。

牛油果——含有抗氧化剂类胡萝卜素、ω-3 脂肪酸和生物素，使皮肤水润和头发光滑。

"焕容"与赋能奶昔

1/2 杯坚果，大米，椰子或豆奶

1/2 杯非乳制开菲尔牛奶

1/2 勺（约 15g 蛋白质）蛋白粉

1/2 杯新鲜或冷冻树莓（又名"覆盆子"）

1/2 茶匙可可粉

1/4～1/2 茶匙有机玛卡粉（又名"印加萝卜粉"）

1茶匙亚麻籽油

1/4～1/2茶匙菊粉

把所有食材混合在一起就可以上桌了。

美丽健康的真相

开菲尔和菊粉——益生菌前体的来源。

树莓——富含纤维、维生素C和多酚抗氧化剂。

可可粉——黄烷醇的来源，可以促进血液循环，将氧气和营养物质输送到皮肤组织。

玛卡——补充能量和提高耐力以对抗身体和精神的压力。

后　记

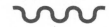

　　我在大学的微生物课影响了我对某些食物的偏好、我使用的烹饪方法和我今天选择的餐厅。

　　然而，我从来没有想到今天会在这里写一本关于细菌与健康皮肤的书！然而，经过几个月的研究，随着章节的进展，我们与微生物之间自然展开的错综复杂的性质和关系确实让我着迷。它们在我们体内和体外的作用方式，保护和适应我们的环境，保持我们身体的健康和平衡，是非常了不起的。

　　但随着城市生活、不良的生活方式和有毒的产品以及过于卫生的习惯取代了更自然、更多样的生态意识生活方式，那些能保持我们皮肤健康的有益细菌和微生物不再存在于我们的日常生活中。

　　由于缺乏多样性，我们正在将体内和皮肤上的微生物群置于一种失调状态。皮肤是微生物群最易暴露和最活跃的器官。越来越多的研究表明，缺乏微生物多样性和（或）正常存在的常驻细菌的失衡是反应性和慢性皮肤疾病发病率不断上升的主要因素。在临床研究中，与健康皮肤相比，敏感性皮肤、痤疮、特应性皮炎、牛皮癣、酒渣鼻和头皮屑都与微生物多样性失衡或缺乏相关。此外，这些失衡会影响免疫和炎症代谢物，进一步损害皮肤。总而言之，皮肤更容易受日常环境压力、我们使用的各类护肤成分，甚至我们摄入的食物的影响。

　　随着研究的进展，护肤品行业对益生菌的兴趣也占据了主导地位。新的研究和品牌正在涌现，并强调益生元、益生菌及其代谢物的好处，以帮助补充和平衡皮肤微生物群和生态系统，使皮肤健康亮泽。随着研究的发展，对益生菌的精确特性和机制有了更好的理解，将为慢性皮肤疾病提供更具体的治疗方法，也有助于保持我们的皮肤健康和有弹性。与此同时，更有凝聚力和行业批准的监管指南将提高产品的功效，使它们更容易在市场上获得。

　　但护肤只是其中的一部分。通过这些章节，我们已经了解到，保护皮肤需要一个综合的方法，包括生活方式、营养、心态和皮肤护理，以滋养和平衡皮肤微生物群。简化我们的日常生活、到户外活动、控制压力，都可以让我们的皮肤生态系统保持平衡和健康。

在我写这本书的时候，我一直把目光放在最新的研究上，以便于为你讲授并尽可能简化这种复杂而革命性的方式，使我们可以保护我们的皮肤、维持我们的健康和保护我们生活的环境。"钟摆"已经改变了，我相信，我们正在进入一个新的时代，在这个时代，微生物是我们的朋友。

Paula

参 考 文 献

1. Aline Rodrigues Hoffmann, "The Cutaneous Ecosystem: The Roles of the Skin Microbiome in Health and Its Association with Inflammatory Skin Conditions in Humans and Animals," *Veterinary Dermatology* 28, no. 1 (2017): 60-e15.

2. Barry Ladizinski, Riley McLean, Kachiu C. Lee and David J. Elpern, "The Human Skin Microbiome," *International Journal of Dermatology* 53, no. 9 (2014): 1177-79.

3. James A. Sanford and Richard L. Gallo, "Functions of the Skin Microbiota in Health and Disease," *Seminars in Immunology* 25, no. 5 (November 2013): 370-77.

4. J. A. Foster and K. A. McVey Neufeld, "Gut-Brain Axis: How the Microbiome Influences Anxiety and Depression," *Trends in Neuroscience* 36, no. 5 (May 2013): 305-12.

5. Petra Arck et al., "Is There a 'Gut-Brain-Skin axis'?" *Experimental Dermatology* 19, no. 5 (May 2010): 401-405.

6. Genetic Science Learning Center, "What Are Microbes?" Learn. Genetics, accessed October 2018, https://learn.genetics.utah.edu/content/microbiome/intro/.

7. Magdalena Muszer et al., "Human Microbiome: When Friend Becomes Enemy," *Archivum Immunologiae et Therapia Experamentalis* 63, no. 4 (August 2015): 287-98.

8. K. L. Baquerizo Nole, E. Yim and J. E. Keri, "Probiotics and Prebiotics in Dermatology," *Journal of the American Academy of Dermatology* 71, no. 4 (June 2014): 821-41.

9. American Psychological Association, "Stress in America: Coping with Change" (survey), 2017.

10. V. Niemeier, J. Kupfer and U. Gieler, "Acne Vulgaris—Psychosomatic Aspects," *Journal of the German Society of Dermatology* 4, no. 12, (December 2006): 1027-36.

11. Shadi Zari and Dana Alrahmani, "The Association Between Stress and Acne Among Female Medical Students in Jeddah, Saudi Arabia," *Clinical, Cosmetic and Investigational Dermatology* 10 (2017): 503-506.

12. W. Bowe, N. B. Patel and A. C. Logan, "Acne Vulgaris, Probiotics and the Gut-Brain-Skin Axis: From Anecdote to Translational Medicine," *Beneficial Microbes* 71, no. 4 (October 2014): 185-99.

13. Zari et al., "The Association Between Stress and Acne Among Female Medical Students in Jeddah, Saudi Arabia," 503-506. Bow et al., "Acne Vulgaris, Probiotics and the Gut-Brain-Skin Axis: 185-99.

14. Petra C. Arck et al., "Neuroimmunology of Stress: Skin Takes Center Stage," *Journal of Investigative Dermatology* 126, no. 8 (August 2006): 1697-1704; Pierre-Yves Morvan and Romuald Vallee, "Evaluation of the Effects of Stressful Life on Human Skin Microbiota," *Applied Microbiology Open Access* 4, no. 1 (2018).

15. Alexander Panossian and Georg Wikman, "Effects of Adaptogens on the Central Nervous System and the Molecular Mechanisms Associated with Their Stress—Protective Activity," *Pharmaceuticals* 3, no. 1 (January 2010): 188-224.

16. Laura S. Weyrich et al., "The Skin Microbiome: Associations Between Altered Microbial Communities and Disease," *Australasian Journal of Dermatology* 56, no. 4 (November 2015): 268-74.

17. Barry Ladizinski et al., "The Human Skin Microbiome." *International Journal of Dermatology* 53, No. 9, (September 2014): 1177-79.

18. Shenara Musthaq, Anna Mazuy and Jeannette Jakus, "The Microbiome in Dermatology," *Clinics in Dermatology* 36, no. 3 (May-June 2018): 390-98; B. Dréno et al., "Microbiome in Healthy skin, update for dermatologists," *Journal of the European Academy of Dermatology and Venereology* 30, no. 12 (December 2016): 2038-47.

19. Zohra Zaidi and S. W. Lanigan, "Skin: Structure and Function," *Dermatology in Clinical Practice* (2010): 1-15.

20. Dréno et al., "Microbiome in Healthy Skin, Update for Dermatologists," 2038-047; Zaidi et al., "Skin," 1-15.

21. Zaidi et al., "Skin," 1-15.

22. Jef Askt, "Microbes of the Skin," *The Scientist*, accessed October 25, 2018, https://www.the-scientist.com/news-analysis/microbes-of-the-skin-37335.

23. Elizabeth A. Grice and Julia A. Segre, "The Skin Microbiome," *Nature Reviews Microbiology* 9, no. 4 (April 2011): 244-53.

24. Askt, "Microbes of the Skin"; Grice et al., "The Skin Microbiome," 244; Rodrigues Hoffmann, "The Cutaneous Ecosystem," 60-e15.

25. Rodrigues Hoffmann, "The Cutaneous Ecosystem," 60-e15.

26. Elizabeth A. Grice et al., "Topographical and Temporal Diversity of the Human Skin Microbiome," *Science* 324, no. 5931 (May 2009), 1190-92.

27. Dréno et al., "Microbiome in Healthy Skin, Update for Dermatologists," 2038-47; Rodrigues Hoffmann, "The Cutaneous Ecosystem," 60-e15.

28. Musthaq et al., "The Microbiome in Dermatology," 390-98; Dréno et al., "Microbiome in Healthy Skin, Update for Dermatologists," 2038-47; Rodrigues Hoffmann, "The Cutaneous Ecosystem," 60-e15.

29. Ladizinski et al., "The Human Skin Microbiome," 1177-79.

30. Musthaq et al., "The Microbiome in Dermatology," 390-98.

31. Scharschmidt et al., "What Lives on Our Skin," 83-89; Michael Brandwein, Doron Steinberg and Shiri Meshner, "Microbial Biofilms and the Human Skin Microbiome," *Biofilms and Microbiomes* 2, no. 3 (2016): 1-6.

32. Ibid.

33. Ibid.

34. Brandwein et al., "Microbial Biofilms and the Human Skin Microbiome," 1-6; H. H. Kong et al., "Temporal Shifts in the Skin Microbiome Associated with Disease Flares and Treatment in Children with Atopic Dermatitis," *Genome Research* 22, no. 5 (May 2012): 850-59.

35. Weyrich et al., "The Skin Microbiome," 268-74.

36. Ibid.

37. Kong et al., "Temporal Shifts in the Skin Microbiome Associated with Disease Flares and Treatment in Children with Atopic Dermatitis, 850-59.

38. Weyrich et al., "The Skin Microbiome," 268-74; Kong et al., "Temporal Shifts in the Skin Microbiome Associated with Disease Flares and Treatment in Children with Atopic Dermatitis, 850-59.

39. Weyrich et al., "The Skin Microbiome," 268-74.

40. A. Fahlén et al., "Comparison of Bacterial Microbiota in Skin Biopsies from Normal and Psoriatic Skin," *Archives of Dermatological Research* 304, no. 1 (January 2012): 15-22.

41. A. Statnikov et al., "Microbiomic Signatures of Psoriasis: Feasibility andd Methodology Comparison," *Scientific Reports* 3 (2013): 2620.

42. Fahlén et al., "Comparison of Bacterial Microbiota in Skin Biopsies from Normal and Psoriatic Skin," 15-22; Statnikov et al., "Microbiomic Signatures of Psoriasis," 2620.

43. Ladizinski et al., "The Human Skin Microbiome," 1177-79.

44. E. A. Eady and A. M. Layton, "A Distinct Acne Microbiome: Fact or Fiction?" *Journal of Investigative Dermatology* 133, no. 6 (September 2013): 2294-95.

45. Zhijue Xu et al., "Dandruff Is Associated with the Conjoined Interactions Between Host and Microorganisms," *Scientific Reports* 6 (May 2016), accessed October 25, 2018, www.nature.com/scientificreports.

46. Sophie Seite and Laurent Misery, "Skin Sensitivity and Skin Microbiota: Is There a Link?" Experimental Dermatology 27, no. 9 (May 2018): 1061-64.

47. C. P. Wild, "Complementing the Genome with an 'Exposome': The Outstanding Challenge of Environmental Exposure Measurement in Molecular Epidemiology," *Cancer Epidemiology, Biomarkers and Prevention* 14, no. 8 (August 2005): 1847-50.

48. Jean Krutmann et al., "The Skin Aging Exposome," *Journal of Dermatological Science* 85, no. 3 (March 2017): 152-61.

49. Ibid.

50. Ibid.

51. Daniel Whitby, "5 Skincare Claims on the Horizon," *Global Cosmetic Industry*, November 9, 2018, accessed November 14, 2018, https://www.gcimagazine.com/marketstrends/segments/skincare/5-Skin-Care-Claimsonthe-Horizon-500139762.html.

52. Susan L. Prescott et al., "The Skin Microbiome: Impact of Modern Environments on Skin Ecology, Barrier Integrity and Systemic Immune Programming," *World Allergy Organization Journal* 10, no. 1 (August 2017): 1-16.

53. A. Parajuli et al., "Urbanization Reduces Transfer of Diverse Environmental Microbiota Indoors," *Frontiers in Microbiology* 9, no. 84 (2018): 1-13.

54. Prescott et al., "The Skin Microbiome," 1-16.

55. Parajuli et al., "Urbanization Reduces Transfer of Diverse Environmental Microbiota Indoors," 1-13.

56. T. Haahtela et al., "The Biodiversity Hypothesis and Allergic Disease: World Allergy Organization Position Statement," *World Allergy Organization Journal* 6, no. 1 (2013): 1-18.

57. Prescott et al., "The Skin Microbiome," 1-16; Parajuli et al., "Urbanization Reduces Transfer of Diverse Environmental Microbiota Indoors," 1-13.

58. Prescott et al., "The Skin Microbiome," 1-16.

59. Pauline Trinh, Jesse R. Zaneveld, Sarah Safranek and Peter M. Rabinowitz, "One Health Relationships Between Human, Animal, and Environmental Microbiomes: A Mini-Review," *Frontiers in Public Health* 6, no. 235 (August 2018).

60. G. J. Fisher et al., "Pathophysiology of Premature Skin Aging Induced ny Ultraviolet Light," *New England Journal of Medicine* 337, no. 20 (November 2018): 1419-28.

61. Mary E. Logue and Barret J. Zlotoff, "Reflections on Smart Phones, Tablets and Ultraviolet (UV) Light: Should We Worry?" *Journal of the American Academy of Dermatology* 73, no. 3 (2015): 526-28.

62. R. S. Chapman et al., "Solar Ultraviolet Radiation and the Risk of Infectious Disease: Summary of a Workshop," *Photchemistry and Photobiology* 61, no. 3 (March 1995): 61, 223-47.

63. L. J. Rothschild, "The Influence of UV Radiation on Protist an Evolution," *Journal of Eukaryotic Microbiology* 46, no. 5 (September-October 1999): 548-55.

64. Patra Vijay Kumar, Scott N. Byrne and Peter Wolf, "The Skin Microbiome: Is It Affected by UV-induced Immune Suppression?" *Frontiers Microbiology* 10, no. 7 (August 2016): 1235.

65. Katarzyna Adamczyk, Agnieszka A. Garncarczyk and Paweł P. Antończak, "The Microbiome of the Skin." *Dermatology Review/Przegląd Dermatologiczny* 105 (2018): 285-97.

66. Eleni Drakaki, Clio Dessinioti and Christina V. Antoniou, "Air Pollution and the Skin." *Frontiers in Environmental Science* 2 (May 2014): 1-8.

67. Janet Raloff, "Air Pollutants Enter Body Through Skin," *Science News*, October 15, 2015, accessed November 7, 2018, https://www.sciencenews.org/article/air-pollutantsenter-body-through-skin; Hye-Jin Kim et al., "Fragile Skin Microbiomes in Megacities Are Assembled by a Predominantly Niche-Based Process," *Science Advances* 4, no. 3 (March 2018).

68. T. Y. Wong, "Smog Induces Oxidative Stress and Microbiota Disruption," *Journal of Food and Drug Anal*ysis 25, no. 2 (April 2017): 235-44.

69. S. E. Mancebo and S. Q. Wang. "Recognizing the Impact of Ambient Air Pollution on Skin Health," *Journal of the European Academy of Dermatology and Venereology* 29, no. 12 (December 2015): 2326-32; Q. C. He et al., "Effects of Environmentally Realistic Levels of Ozone on Stratum Corneum Function," *International Journal of Cosmetic Science* 28, no. 5, 235-44 (October 2006): 349-57.

70. Wong, "Smog Induces Oxidative Stress and Microbiota Disruption," 235-44.

71. G. Valacchi, E. Porada and B. H. Rowe, "Ambient Ozone and Bacterium Streptococcus: A Link Between Cellulitis and Pharyngitis," *International Journal of Occupational Medicine and Environmental Health* 28, no. 4 (2015): 771-74; J. Krutmann et al., "Pollution and Acne: Is There a Link?" *Clinical, Cosmetic and Investigative Dermatology* 19, no. 10 (May 2017): 199-204.

72. G. Valacchi G et al, "Ambient Ozone and Bacterium Streptococcus," 771-74; Krutmann et al., "Pollution and Acne?" 199-204; Jadwiga Rembiesa, Tautgirdas Ruzgas, Johan Engblom and Anna Holefors, "The Impact of Pollution on Skin and Proper Efficacy Testing for Anti-Pollution Claims," *Cosmetics* 5, no. 4 (2018).

73. R. Vandergrift et al., "Cleanliness in Context: Reconciling Hygiene with a Modern Microbial Perspective," *Microbiome* 5, no. 76 (July 2017): 1-12; G. Kampf and A. Kramer, "Epidemiologic Background of Hand Hygiene and Evaluation of the Most Important Agents For Scrubs And Rubs," *Clinical Microbiology Review* 17, no. 4 (October 2004): 863-93.

74. Vandergrift et al., "Cleanliness in Context," 1-12.

75. World Health Organization, "Hand Hygiene Why, How and When?" accessed November 20, 2018, http://www.who.int/gpsc/5may/Hand_Hygiene_Why_How_and_When_Brochure.pdf.

76. Ibid.

77. H. Lambers et al., "Natural Skin Surface Ph Is on Average Below 5, Which Is Beneficial for Its Resident Flora," *International Journal of Cosmetic Science* 28, no. 5 (October 2006): 359-70.

78. Ibid.

79. Ibid.

80. Ibid.

81. Adam J. San Miguel et al., "Topical Antimicrobial Treatments Can Elicit Shifts to Resident Skin Bacterial Communities and Reduce Colonization by Staphylococcus aureus Competitors," *Antimicrobial Agents and Chemotherapy* 61, no. 9 (August 2017).

82. Vandergrift et al., "Cleanliness in Context," 1-12.

83. S. R. Abeles, "Microbial Diversity in Individuals and Their Household Contacts Following Typical Antibiotic Courses," *Microbiome* 4, no. 1 (July 2016): 39.

84. Ch. Lalitha and P. V. V. Prasada Rao, "Impact of Superficial Blends on Skin Micro Biota," *International Journal of Current Pharmaceutical Research* 5, no. 3 (2013): 61-65.

85. Environmental Working Group, "Exposures Add Up Survey Results," accessed November 23, 2018. https://www.ewg.org/skindeep/2004/06/15/exposures-add-upsurvey-results.

86. Ibid.

87. Lalitha et al., "Impact of Superficial Blends on Skin Micro Biota," 61-65.

88. Ibid.

89. David Suzuki Foundation, "Dirty Dozen Cosmetic Chemicals." Accessed November 25, 2018.

90. Mohammad Asif Sherwani, Saba Tufail, Anum Fatima Muzaffar and Nabiha Yusuf. "The Skin Microbiome and Immune System: Potential Target for Chemoprevention?" *Photodermatology, Photoimmunology and Photomedicine* 34, no.1 (January 2018): 25-34.

91. J. Benyacoub et al., "Immune Modulation Property of Lactobacillus paracasei NCC2461 (ST11) Strain and Impact on Skin Defences," *Beneficial Microbes* 5, no. 2 (June 2014): 129-36.

92. Sherwani et al., "The Skin Microbiome and Immune System: Potential Target for Chemoprevention?" 25-34.

93. Benyacoub et al., "Immune Modulation Property of Lactobacillus paracasei NCC2461 (ST11) Strain and Impact on Skin Defences," 129-136.

94. Sherwani et al., "The Skin Microbiome and Immune System: Potential Target for Chemoprevention?" 25-34; R. D. Whitehead et al., "You Are What You Eat: Within-Subject Increases in Fruit And Vegetable Consumption Confer Beneficial Skin-Color Changes," *PLoS One* 7, no. 3(2012): e32988.

95. Vanessa Fuchs-Tarlovsky, Maria Fernanda Marquez-Barba, Krishnan Sriram, "Probiotics in dermatologic practice," *Nutrition* 32 (2016): 289-95.

96. Mary-Margaret Kober and Whitney P. Bowe, "The Effect of Probiotics on Immune Regulation, Acne and Photoaging," *International Journal of Women's Dermatology* 1, no. 2 (April 2015): 85-89; S. Parvez, K. A. Malik, S. Ah Kang and H. Y. Kim, "Probiotics and Their Fermented Food Products Are Beneficial for Health," *Journal of Applied Microbiology* 100, no. 6 (June 2006): 1171-85.

97. Parvez et al., "Probiotics and Their Fermented Food Products Are Beneficial for Health," 1171-85.

98. Mia Maguire and Greg Maguire. "The Role of Microbiota, and Probiotics and Prebiotics in Skin Health," *Archives in Dermatology Research* 309, no. 6 (August 2017): 411-21.

99. Kober et al., "The Effect of Probiotics on Immune Regulation, Acne and Photoaging," 85-89.

100. Mary Ellen Sanders. "Probiotics: Definition, Sources, Selection and Uses," *Clinical Infectious Diseases* 46, Suppl. 2 (February 2008): S58-61.

101. Parvez et al., "Probiotics and Their Fermented Food Products Are Beneficial for Health," 1171-85.

102. Vanessa Fuchs-Tarlovsky, Maria Fernanda Marquez-Barba, and Krishnan Sriram, "Probiotics in Dermatologic Practice," *Nutrition* 32, no. 3 (March 2016): 289-95.

103. Stephanie Collins and Gregor Reid, "Distant Site Effects of Ingested Prebiotics," *Nutrients* 8, no. 9 (September 2016): 1-20.

104. A. Florowska, K. Krygier, T. Florowski and E. Dluzewska, "Prebiotics as Functional Food Ingredients Preventing Diet-Related Diseases," *Food and Function* 7, no. 5 (May 2016): 2147-55.

105. Pragnesh J. Patel, Shailesh K. Singh, Siddak Panaich, and Lavoisier Cardozo, "The Aging Gut and the Role of Prebiotics, Probiotics and Synbiotics: A Review," *Journal of Clinical Gerontology and Geriatrics* 5, no. 1 (March 2014): 3-6.

106. Kavita R. Pandy, Suresh R. Naik and and Babu V. Vakil, "Probiotics, Prebiotics and Synbiotics—A Review," *Journal of Food Science and Technology* 52, no. 12 (2015): 7577-87.

107. B. Dréno et al., "The Influence of Exposome on Acne," *Journal of the European Academy of Dermatology and Venereology*

32, no. 5 (May 2018): 812-19.

108. Kober et al., "The Effect of Probiotics on Immune Regulation, Acne and Photoaging," 85-89.

109. B. Dréno et al., "Cutibacterium acnes (Propionibacterium acnes) and Acne vulgaris: A Brief Look at the Latest Updates," *Journal of the European Academy of Dermatology and Venereology* 32, Suppl. 2 (June 2018): 5-14.

110. B. Dréno et al., "Cutibacterium acnes (Propionibacterium acnes) and Acne vulgaris," 5-14; B. Dréno et al., "The Influence of Exposome on Acne," 812-819. B. Dréno et al., "Cutibacterium acnes (Propionibacterium acnes) and Acne vulgaris," 5-14.

111. Kober et al., "The Effect of Probiotics on Immune Regulation, Acne and Photoaging," 85-89; B. Dréno et al., "Cutibacterium acnes (Propionibacterium acnes) and Acne vulgaris," 5-14.

112. L. A., Volkova, I. L. Khalif and I. N. Kabanova, "Impact of the Impaired Intestinal Microflora on the Course of Acne Vulgaris," *Klinicheskaia Medistina* 79, no. 6 (2001): 39-41.

113. J. Kim et al., "Dietary Effect of Lactoferrinenriched Fermented Milk on Skin Surface Lipid and Clinical Improvement of Acne Vulgaris," *Nutrition* 26, no. 9 (2010): 902-909; Feriel Hacini-Rachinel et al., "Oral Probiotic Control Skin Inflammation by Acting on Both Effector and Regulatory T Cells," *PLoS One* 4, no. 3 (2009): 4903-11.

114. M. R. Roudsari, R. Karimi, S. Sohrabvandi and A. M. Mortazavian, "Health Effects of Probiotics on the Skin," *Critical Reviews in Food Science and Nutrition* 55, no. 9 (2015): 1219-40.

115. G. W. Jung, J. E. Tse, I. Guihua and J. Rao, "Prospective, Randomized, Open-Label Trial Comparing the Safety, Efficacy, and Tolerability of an Acne Treatment Regimen with and without a Probiotic Supplement and Minocycline in Subjects with Mild to Moderate Acne," *Journal of Cutaneous Medical Surgery* 17, no. 2 (March-April 2013): 114-22.

116. Roudsari et al., "Health Effects of Probiotics on the Skin," 1219-40.

117. F. Dall'Oglio, M. Milani and G. Micali, "Effects of Oral Supplementation with FOS and GOS Prebiotics in Women with Adult Acne: The 'S.O. Sweet' Study: A Proof-Of-Concept Pilot Trial," *Clinical Cosmetic Investigative Dermatology* (October 2018): 445-49.

118. B. S. Kang et al., "Antimicrobial Activity of Enterocins from Enterococcus Faecalis SL-5 Against Propionibacterium Acnes, the Causative Agent in Acne Vulgaris, and Its Therapeutic Effect," *Journal of Microbiology* 47, no. 1 (February 2010): 101-109.

119. W. P. Bowe, "Probiotics in Acne and Rosacea," *Cutis* 92, no. 1 (July 2013):6-7.

120. Kang et al., "Antimicrobial Activity of Enterocins from Enterococcus Faecalis SL-5 Against Propionibacterium Acnes, the Causative Agent in Acne Vulgaris, and Its Therapeutic Effect," 101-109.

121. L. Di Marzio et al., "Increase of Skinceramide Levels in Aged Subjects Following a Short-Term Topical Application of Bacterial Sphinomyelinase from Streptococcus Thermophilus," *International Journal of Immunopathology and Pharmacology* 21, no. 1 (January-March 2008):137-43.

122. Celine Cosseau et al., "The Commensal Streptococcus Salivarius K12 Downregulates the Innate Immune Responses of Human Epithelial Cells and Promotes Host-Microbe Homeostasis," *Infection and Immunity* 76, no. 9 (September 2008): 4163-75.

123. Sanders, "Probiotics," 58-61.

124. Kong et al., "Temporal Shifts in the Skin Microbiome Associated with Disease Flares and Treatment in Children with Atopic Dermatitis, 850-59; C. W. Lynde et al., "The Skin Microbiome in Atopic Dermatitis and Its Relationship to Emollients," *Journal of Cutaneous Medical Surgery* 20, no. 1 (January 2016): 21-28.

125. R. D. Bjerre et al., "The Role of the Skin Microbiome in Atopic Dermatitis: A Systematic Review," *British Journal of Dermatology* 177, no. 5 (November 2017): 1272-78.

126. Bjerre et al., "The Role of the Skin Microbiome in Atopic Dermatitis," 1272-78.

127. Kong et al., "Temporal Shifts in the Skin Microbiome Associated with Disease Flares and Treatment in Children with Atopic Dermatitis, 850-59; Lynde et al., "The Skin Microbiome in Atopic Dermatitis and Its Relationship to Emollients," 21-28; Bjerre et al., "The Role of the Skin Microbiome in Atopic Dermatitis," 1272-78.

128. Lynde et al., "The Skin Microbiome in Atopic Dermatitis and Its Relationship to Emollients," 21-28.

129. Bjerre et al., "The Role of the Skin Microbiome in Atopic Dermatitis," 1272-78.

130. Roudsari et al., "Health Effects of Probiotics on the Skin," 1219-40.

131. Bjerre RD, Bandier J, Skov L, Engstrand L, Johansen JD, "The role of the skin microbiome in atopic dermatitis: a systematic review," 1272-1278.

132. A. Balato et al., "Human Microbiome: Composition and Role in Inflammatory Skin Diseases," *Archivum Immunologiae et Therapiae Experimentalis* 67, no. 1 (February 2018): 1-18.

133. Balato et al., "Human Microbiome: Composition and Role in Inflammatory SkinDiseases," 1-18; E. A. Langan et al., "The

Role of the Microbiome in Psoriasis: Moving from Disease Description to Treatment Selection?" *British Journal of Dermatology* 178, no. 5 (May 2018):1020-27.

134. Langan et al., "The Role of the Microbiome in Psoriasis?" 1020-27.

135. Farida Benhadou, Dillon Mintoff, Benjamin Schnebert and Hok Bing Thio, "Psoriasis and Microbiota: A Systematic Review," *Diseases* 6, no. 2 (June 2018): 47.

136. Benhadou et al., "Psoriasis and Microbiota," 47.

137. G. Michaëlsson et al., "Psoriasis Patients with Antibodies to Gliadin Can Be Improved by a Gluten-Free Diet," *British Journal of Dermatology* 142, no. 1 (2000): 44-51.

138. Seite et al., "Skin sensitivity and Skin Microbiota," 1061-64.

139. Mitsuyoshi Kano et al., "Consecutive Intake of Fermented Milk Containing Bifidobacterium breve Strain Yakult and Galacto-oligosaccharides Benefits Skin Condition in Healthy Adult Women," *Bioscience Microbiota Food Health* 32, no. 1 (2013): 33-39.

140. Xu et al., "Dandruff Is Associated with the Conjoined Interactions Between Host and Microorganisms."

141. M. Egert, R. Simmering and C. U. Riedel, "The Association of the Skin Microbiota with Health, Immunity, and Disease," *Clinical Pharmacology and Therapeutics* 102, no. 1 (July 2017): 62-69.

142. Egert et al., "The Association of the Skin Microbiota with Health, Immunity, and Disease," 62-69.

143. R. Saxena et al., "Comparison of Healthy and Dandruff Scalp Microbiome Reveals the Role of Commensals in Scalp Health," *Front Cell Infectious Microbiology* 4, no. 8 (October 2018).

144. P. Reygagne et al., "The Positive Benefit of Lactobacillus Paracasei NCC2461 ST11 in Healthy Volunteers with Moderate to Severe Dandruff," *Beneficial Microbes* 8, no. 5 (October 2017): 671-80.

145. P. Reygagne et al., "The Positive Benefit of Lactobacillus Paracasei NCC2461 ST11 in Healthy Volunteers with Moderate to Severe Dandruff," *Beneficial Microbes* 8, no. 5 (October 2017): 671-80.

146. A. Kammeyer and R. M. Luiten, "Oxidation Events and Skin Aging," *Ageing Research Reviews* 21 (May 2015):16-29; Adrián D. Friedrich, Mariela L. Paz, Juliana Leoni and Daniel H. González Maglio, "Message in a Bottle: Dialog between Intestine and Skin Modulated by Probiotics," *International Journal of Molecular Science* 18, no. 6 (June 2017): E1067.

147. Patra et al., "The Skin Microbiome," 1235.

148. Maguire et al., "The Role of Microbiota, and Probiotics and Prebiotics in Skin Health," 411-21.

149. D. Bouilly-Gauthier et al., "Clinical Evidence of Benefits of a Dietary Supplement Containing Probiotic and Carotenoids on Ultraviolet-Induced Skin Damage," *British Journal of Dermatology* 163, no. 3 (September 2010): 536-43.

150. Dong Eun Lee et al., "Clinical Evidence of Effects of Lactobacillus Plantarum HY7714 on Skin Aging: A Randomized, Double Blind, Placebo-Controlled Study," *Journal of Microbiology Biotechnology* 25, no. 12 (December 2015): 2160-2168.

151. A. R. Im, B. Lee, D. J. Kang and S. Chae, "Skin Moisturizing and Antiphotodamage Effects of Tyndallized Lactobacillus acidophilus IDCC 3302," *Journal of Medicinal Food* 21, no. 10 (October 2018): 1016-23.

152. S. Ní Raghallaigh et al., "The Fatty Acid Profile of the Skin Surface Lipid Layer in Papulopustular Rosacea," *British Journal of Dermatology* 166, no. 2 (February 2012): 279-87.

153. Grice et al., "Topographical and Temporal Diversity of the Human Skin Microbiome," 1190-92; Maguire et al., "The Role of Microbiota, and Probiotics and Prebiotics in Skin Health," 411-21.

154. Cesare Cremon, Maria Raffaella Barbaro, Marco Ventura and Giovanni Barbara, "Pre-and probiotic overview," *Current Opinion in Pharmacology* 43 (December 2018): 87-92.

155. Cremon et al., "Pre-and Probiotic Overview," 87-92; Joseph Pizzorno and Michael Murray, *Textbook of Natural Medicine*, 4th ed. (St. Louis, MI: Churchill Livingstone, 2013) 979-94.

156. Parvez et al., "Probiotics and Their Fermented Food Products Are Beneficial for Health," 1171-85.

157. Roudsari et al., "Health Effects of Probiotics on the Skin," 1219-40.

158. Ibid.

159. Claudio de Simone, "The Unregulated Probiotic Market," *Clinical Gastroenterology and Hepatology* 17, no. 5 (March (2018): 809-17.

160. Dragana Skokovic-Sunjic, "Clinical Guide to Probiotics in Canada," 2018 ed, accessed January 2019, https://4cau4jsaler1zglkq3wnmje1-wpengine.netdnassl.com/wpcontent/uploads/2018/04/Clinical-Guide-Canada-2018.pdf.

161. Mandal S, Hati S. "Microencapsulation of Bacterial Cells by Emulsion Technique for Probiotic Application," *Methods Mol Biol*.1479 (2017): 273-79.

162. S. Mandal and S. Hati, "Microencapsulation of Bacterial Cells by Emulsion Technique for Probiotic Application," *Methods in*

Molecular Biology 1479 (2017): 273-79.

163. J. Bucka-Kolendo and B Sokołowska, "Lactic Acid Bacteria Stress Response to Preservation Processes in the Beverage and Juice Industry," *Acta Biochimica Polonica* 64, no. 3 (2017): 459-64.

164. Gilberto Vincius de Melo Pereira et al., "How to Select a Probiotic? A Review and Update of Methods and Criteria," *Biotechnology Advances* 36, no. 8 (December 2018): 2060-76.

165. Roudsari et al., "Health Effects of Probiotics on the Skin," 1219-40.

166. U.S. Food and Drug Administration, "Policy Regarding Quantitative Labeling of Dietary Supplements Containing Live Microbials: Guidance for Industry," September 2018, accessed January 2019, https://www.fda.gov/downloads/Food/GuidanceRegulation/GuidanceDocumentsRegulatoryInformation/accessed.

167. International Scientific Association of Probiotics and Prebiotics, "Probiotic Checklist: Making a Smart Selection," 2018, accessed January 2019, https://4cau4jsaler1zglkq3wnmje1-wpengine.netdnassl.com/wpcontent/uploads/2018/10/Probiotic-Checklist-Infographic.pdf.

168. GianMarco Giorgetti et al., "Interactions Between Innate Immunity, Microbiota, and Probiotics," *Journal of Immunology Research* 2015: 501361.

169. Giorgetti et al., "Interactions Between Innate Immunity, Microbiota, and Probiotics," 501361; Stephanie Collins and Gregor Reid, "Distant Site Effects of Ingested Prebiotics," *Nutrients* 8, no. 9 (September 2016): 1-20.

170. George K. Rout et al., "Benefaction of Probiotics for Human Health: A Review," *Journal of Food and Drug Analysis* 26. No. 3 (July 2018): 927-39.

171. Collins et al., "Distant Site Effects of Ingested Prebiotics," 1-20; Rout et al., "Benefaction of Probiotics for Human Health," 927-39.

172. Cremon et al., "Pre-and Probiotic Overview," 87-92.

173. Florowska, "A Prebiotics as Functional Food Ingredients Preventing Diet-Related Diseases," 2147-55.

174. Amy M. Brownawell et al., "Prebiotics and the Health Benefits of Fiber: Current Regulatory Status, Future Research and Goals," *The Journal of Nutrition* 142, no. 5 (March 2012): 962-74.

175. Cremon et al., "Pre-and Probiotic Overview," 87-92.

176. Collins et al., "Distant Site Effects of Ingested Prebiotics," 1-20.

177. Sherry Coleman Collins, "Entering the World of Prebiotics—Are They a Precursor to Gut Health? *Today's Dietitian* 16, no 12 (December 2014): 12, https://www.todaysdietitian.com/newarchives/120914p12.shtml.

178. Bethany Cadman, "What Prebiotic Foods Should People Eat?" *Medical News Today*, accessed January 2019, https://www.medicalnewstoday.com/articles/323214.php.

179. Paulina Markowiak, Katarzyna Slizewska. "Effects of Probiotics, Prebiotics, and Synbiotics on Human Health," *Nutrients* 9, no. 6: (September 2017): 1021.

180. Ibid.

181. Ibid.

182. Ibid.

183. R. Farid, H. Ahanchian, Fr. Jabbari and T. Moghiman, "Effect of a New Synbiotic Mixture on Atopic Dermatitis on Children: A Randomized-Controlled Trial," *Iranian Journal of Pediatrics* 21, no. 2 (June 2011): 225-30.

184. Roudsari et al., "Health Effects of Probiotics on the Skin," 1219-40.

185. E. G. Lopes et al., "Topical Application of Probiotics in Skin: Adhesion, Antimicrobial and Antibiofilm in Vitro Assays," *Journal of Applied Microbiology* 122, no. 2 (February 2017): 450-61.

186. Lopes et al., "Topical Application of Probiotics in Skin," 450-61; L. C. Lew and M. T. Liong, "Bioactives from Probiotics for Dermal Health: Functions and Benefits," *Journal of Applied Microbiology* 114, no. 5 (2013): 1241-53.

187. Bob Kronemyer, "Is It Time to Regulate Probiotics in Cosmetics?" *Dermatology Times* 39, no. 8 (August 2018): 68-70.

188. Ji Hye Jeong, Chang Y. Lee and Dae Kyun Chung, "Probiotic Lactic Acid Bacteria and Skin Health," *Critical Reviews in Food Science and Nutrition* 56, no. 14 (2016): 2331-37.

189. H. Tilg and A. R. Moschen, "Food, Immunity and the Microbiome," *Gastroenterology* 148, no. 6 (May 2015): 1107-19.

190. F. Sofi F et al., "Mediterranean Diet and Health Status: An Updated Meta-Analysis and a Proposal for a Literature-Based Adherence Score," *Public Health Nutrition* 17, no. 12, (December 2014): 2769-82; C. Malagoli et al., "Diet Quality and Risk of Melanoma in an Italian Population," *Journal of Nutrition* 145, no. 8 (August 2015): 1800-1807.

191. M. Á. Martínez-González, M. S. Hershey, I Zazpe and A. Trichopoulou, "Transferability of the Mediterranean Diet to Non-

Mediterranean Countries. What Is and What Is Not the Mediterranean Diet," *Nutrients* 9, no. 11 (November 2017): 1-14.

192. Martínez-González et al., "Transferability of the Mediterranean Diet to Non-Mediterranean Countries," 8-9.

193. Singh et al., "Influence of Diet on the Gut Microbiome and Implications for Human Health," 1-17.

194. L. A. David et al., "Diet Rapidly and Reproducibly Alters the Human Gut Microbiome," *Nature* 505 (January 2014): 559-63

195. G. D. Wu et al., "Linking Long-Term Dietary Patterns with Gut Microbial Enterotypes," *Science* 334, no. 6052 (October 2011):105-108.

196. Singh et al., "Influence of Diet on the Gut Microbiome and Implications for Human Health," 16.

197. F. Fava et al., "The Type and Quantity of Dietary Fat and Carbohydrate Alter Faecal Microbiome and Short-Chain Fatty Acid Excretion in a Metabolic Syndrome 'At-Fisk' Population," *International Journal of Obesity* 37, no. 2 (February 2013): 216-23.

198. Singh et al., "Influence of Diet on the Gut Microbiome and Implications for Human Health," 5.

199. M. B. Hussain, "Role of Honey in Topical and Systemic Bacterial Infections," *Journal of Alternative and Complementary Medicine* 24, no. 1 (January 2018): 15-24.

200. Singh et al., "Influence of Diet on the Gut Microbiome and Implications for Human Health," 7.

201. A. Pappas, A. Liakou and C. C. Zouboulis, "Nutrition and Skin," *Reviews in Endocrine and Metabolic Disorders* 17, no. 3 (September 2016): 443-48.

202. M. Darvin, L. Zastrow, W. Sterry and J. Lademann, "Effect of Supplemented and Topically Applied Antioxidant Substances on Human Tissue," *Skin Pharmacology and Physiology* 19, no. 5 (2006): 238-47; Skylar A. Souyoul, Katharine P. Saussy and Mary P. Lupo, "Nutraceuticals: A Review," *Dermatologic Therapy* 8, no.1 (February 2018): 5-6.

203. J. Pérez-Jiménez, V. Neveu, F. Vos and A. Scalbert. "Identification of the 100 Richest Dietary Sources of Polyphenols: An Application of the Phenolexplorer Database," *European Journal of Clinical Nutrition* 64, suppl. 3 (November 2010): S112-20.

204. N. Shapira, "Nutritional Approach to Sun Protection: A Suggested Complement to External Strategies," *Nutrition Reviews* 68, no. 2 (2010): 75-86; A. Ratz-Łyko, J. Arct, S. Majewski and K. Pytkowska, "Influence of Polyphenols on the Physiological Processes in the Skin," *Phytotherapy Research* 29, no. 4 (April 2015): 509-17.

205. J. Peterson et al., "Major Flavonoids in Dry Tea," *Journal of Food Composition and Analysis* 18 (2005): 487-501.

206. C. Ankolekar et al., "Inhibitory Potential of Tea Polyphenolics and Influence of Extraction Time Against Helicobacter Pylori and Lack of Inhibition of Beneficial Lactic Acid Bacteria," *Journal of Medicinal Food* 14, no. 11 (2011): 1321-29; M. Nakayama et al., "Antibacterial Activities of Phenolic Components from Camellia Sinensis L. on Pathogenic Microorganisms," *Journal of Food Science and Nutrition* 12, no. 3 (2005): 135-40.

207. H. C. Lee, A. M. Jenner, C. S. Low and Y. K. Lee, "Effect of Tea Phenolics and Their Aromatic Fecal Bacterial Metabolites on Intestinal Microbiota," *Research in Microbiology* 157, no. 9 (2006): 876-84.

208. M. I. Queipo-Ortuño MI et al., "Influence of Red Wine Polyphenols and Ethanol on the Gut Microbiota Ecology and Biochemical Biomarkers," *American Journal of Clinical Nutrition* 95, no. 6 (2012): 1323-34.

209. R. Puupponen-Pimiä et al., "Antimicrobial Properties of Phenolic Compound from Berries," *Journal of Applied Microbiology* 90, no. 4 (2001): 494-507.

210. Tilg et al,. "Food, Immunity and the Microbiome," 1107-19.

211. I. Bustos et al., "Effect of Flavan-3-ols on the Adhesion of Potential Probiotic Lactobacilli to Intestinal Cells," *Journal of Agricultural and Food Chemistry* 60, no. 36 (2012): 9082-88.

212. Singh et al., "Influence of Diet on the Gut Microbiome and Implications for Human Health," 7; Aleksandra Duda-Chodak, Tomasz Tarko, Paweł Satora and Paweł Sroka, "Interaction of Dietary Compounds, Especially Polyphenols, with the Intestinal Microbiota: A Review," *European Journal of Nutrition* 54, no. 3 (2015): 325-41.

213. Singh et al., "Influence of Diet on the Gut Microbiome and Implications for Human Health," 8-10.; M. R. Prado et al., "Milk Kefir: Composition, Microbial Cultures, Biological Activities and Related Products," *Frontiers in Microbiology* 6 (2015): 1177.

214. B. Shan, Y. Z. Cai, J. D. Brooks and H. Corke, "The In Vitro Antibacterial Activity of Dietary Spice and Medicinal Herb Extracts," *International Journal of Food Microbiology* 117, no. 1 (June 2007): 112-19.

215. A. R. Vaughn AR, A. Branum and R. K. Sivamani, "Effects of Turmeric (Curcuma longa) on Skin Health: A Systematic Review of the Clinical Evidence," *Phytotherapy Research* 30, no. 8 (August 2016): 1243-64.

216. Shan et al., "The In Vitro Antibacterial Activity of Dietary Spice and Medicinal Herb Extracts," 112-19; Vaughn et al., "Effects of Turmeric (Curcuma longa) on Skin Health," 1243-64.

217. Roudsari et al., "Health Effects of Probiotics on the Skin," 1219-40; Dall'Oglio et al., "Effects of Oral Supplementation with FOS and GOS Prebiotics in Women with Adult Acne," 445-49; Jeong et al., "Probiotic Lactic Acid Bacteria and Skin Health,"

2331-37.

218. Bjerre et al., "The Role of the Skin Microbiome in Atopic Dermatitis," 1272-78; Roudsari et al., "Health Effects of Probiotics on the Skin," 1219-40; Jeong et al., "Probiotic Lactic Acid Bacteria and Skin Health," 2331-37.

219. Benhadou et al., "Psoriasis and Microbiota," 47; Jeong et al., "Probiotic Lactic Acid Bacteria and Skin Health," 2331-37.

220. Kano et al., "Consecutive Intake of Fermented Milk Containing Bifidobacterium breve Strain Yakult and Galacto-oligosaccharides Benefits Skin Condition in Healthy Adult Women," 33-39; Jeong et al., "Probiotic Lactic Acid Bacteria and Skin Health," 2331-37.

221. Reygagne et a.l, "The Positive Benefit of Lactobacillus Paracasei NCC2461 ST11 in Healthy Volunteers with Moderate to Severe Dandruff," 671-80.

222. Bouilly-Gauthier et al., "Clinical Evidence of Benefits of a Dietary Supplement Containing Probiotic and Carotenoids on Ultraviolet-Induced Skin Damage," 536-43.

223. Lee et al., "Clinical Evidence of Effects of Lactobacillus plantarum HY7714 on Skin Aging," 2160-68; Im et al., "Skin Moisturizing and Antiphotodamage Effects of Tyndallized Lactobacillus acidophilus IDCC 3302," 1016-23; Jeong et al., "Probiotic Lactic Acid Bacteria and Skin Health," 2331-37.

224. Grice et al., "Topographical and Temporal Diversity of the Human Skin Microbiome," 1190-92; Maguire et al., "The Role of Microbiota, and Probiotics and Prebiotics in Skin Health," 411-21; Jeong et al., "Probiotic Lactic Acid Bacteria and Skin Health," 2331-37.

225. Christopher Wallen-Russell and Sam Wallen-Russell, "Meta Analysis of Skin Microbiome: New Link between Skin Microbiota Diversity and Skin Health with Proposal to Use This as a Future Mechanism to Determine Whether Cosmetic Products Damage the Skin," *Cosmetics* 4, no. 14 (2017): 1-19.

226. G. Reid et al., "Microbiota Restoration: Natural and Supplemented Recovery of Human Microbialcommunities," *Nature Reviews Microbiology* 9, no. 1 (January 2011): 27-38; Patricia Farris, "Skincare with Probiotics—Worth the Hype?" *Dermatology Times* 37, no. 9 (2016): 1-4.

227. Roudsari et al., "Health Effects of Probiotics on the Skin," 1219-40; Jeong et al., "Probiotic Lactic Acid Bacteria and Skin Health," 2331-37.

228. Lopes et al., "Topical Application of Probiotics in Skin," 450-61.

229. Najeeba Riyaz and Faiz Arakkal, "Spa Therapy in Dermatology," *Indian Journal of Dermatology, Venereology and Leprology* 77, no. 2 (2011): 128-30; M. Antonelli and Donelli, "Mud Therapy and Skin Microbiome: A Review," *International Journal of Biometeorology* 62, no. 11 (November 2018):2037-44.

230. Antonelli et al., "Mud Therapy and Skin Microbiome," 2037-44.

231. Antonelli et al., "Mud Therapy and Skin Microbiome," 2037-44; S. L. Svensson et al., "Kisameet Glacial Clay: An Unexpected Source of Bacterial Diversity," *mBio* 8, no. 3 (May 2017): 1-14; Kathryn Watson, "Dead Sea Mud; Benefits and Uses," Healthline, n.d., accessed March 2019, https://www.healthline.com/health/dead-sea-mud.

232. P. McLoone, A. Oluwadun, M. Warnock and L Fyfe, "Honey: A Therapeutic Agent for Disorders of the Skin," *Central Asian Journal of Global Health* 5, no. 1 (2016): 241.

233. J. M. Alvarez-Suarez et al., "The Composition and Biological Activity of Honey: A Focus on Manuka Honey," *Foods* 3, no. 3 (July 2014): 420-32.

234. I. Ahmad, H. Jimenez, N. S. Yaacob and N. Yusuf, "Tualang Honey Protects Keratinocytes from Ultraviolet Radiation-Induced Inflammation and DNA Damage," *Photochemistry and Photobiology* 88, no. 5 (September-October 2012):1198-1204.

235. A. R. Vaughn and and R. K. Sivamani, "Effects of Fermented Dairy Products on Skin: A Systematic Review," *Journal of Alternative and Complementary Medicine* 21, no. 7 (2015): 380-85.

236. G. Yeom et al., "Clinical Efficacy of Facial Masks Containing Yoghurt and Opuntia Humifusa Raf. (F-YOP)," *Journal of Cosmetics Science* 62, no. 5 (2011): 505-14.

237. Maguire et al., "The Role of Microbiota, and Probiotics and Prebiotics in Skin Health," 411-21.

238. M. Notay, N. Foolad, A. R. Vaughn and R. K. Sivamani, "Probiotics, Prebiotics, and Synbiotics for the Treatment and Prevention of Adult Dermatological Diseases," *American Journal of Clinical Dermatology* 18, no. 6 (December 2017): 721-32; A. Gueniche et al., "Probiotics for Photoprotection," *Dermatoendocrinology* 5, no. 1 (September 2009): 275-79.

239. Notay et al., "Probiotics, Prebiotics, and Synbiotics for the Treatment and Prevention of Adult Dermatological Diseases," 721-32; Kang et al., "Antimicrobial Activity of Enterocins from Enterococcus Faecalis SL-5 Against Propionibacterium Acnes, the Causative Agent in Acne Vulgaris, and Its Therapeutic Effect," 101-109.

240. Notay et al., "Probiotics, Prebiotics, and Synbiotics for the Treatment and Prevention of Adult Dermatological Diseases," 721-32; Seite et al., "Skin Sensitivity and Skin Microbiota," 1061-64.

241. Notay et al., "Probiotics, Prebiotics, and Synbiotics for the Treatment and Prevention of Adult Dermatological Diseases," 721-32; Bjerre et al., "The Role of the Skin Microbiome in Atopic Dermatitis," 1272-78; Roudsari et al., "Health Effects of Probiotics on the Skin," 1219-1240.

242. Notay et al., "Probiotics, Prebiotics, and Synbiotics for the Treatment and Prevention of Adult Dermatological Diseases," 721-32; Fahlén et al., "Comparison of Bacterial Microbiota in Skin Biopsies from Normal and Psoriatic Skin," 15-22; Tett et al., "Unexplored Diversity and Strain-Level Structure of the Skin Microbiome Associated with Psoriasis"; Benhadou et al., "Psoriasis and Microbiota," 47.

243. Notay et al., "Probiotics, Prebiotics, and Synbiotics for the Treatment and Prevention of Adult Dermatological Diseases," 721-32; Ní Raghallaigh et al., "The Fatty Acid Profile of the Skin Surface Lipid Layer in Papulopustular Rosacea," 279-87; Grice et al., "Topographical and Temporal Diversity of the Human Skin Microbiome," 1190-92; Maguire et al., "The Role of Microbiota, and Probiotics and Prebiotics in Skin Health," 411-21.

244. Notay et al., "Probiotics, Prebiotics, and Synbiotics for the Treatment and Prevention of Adult Dermatological Diseases," 721-32; Saxena et al., "Comparison of Healthy and Dandruff Scalp Microbiome Reveals the Role of Commensals in Scalp Health," 346; Reygagne et al., "The Positive Benefit of Lactobacillus Paracasei NCC2461 ST11 in Healthy Volunteers with Moderate to Severe Dandruff," 671-80.

245. Weyrich et al., "The Skin Microbiome," 268-74.

246. M. Coleman et al., "Microbiota and Dose Response: Evolving Paradigm of Health Triangle.," *Risk Analysis* 38, no. 10 (October 018): 2013-28.

247. H. Zheng et al., "Chlorophyllin Modulates Gut Microbiota and Inhibits Intestinal Inflammation to Ameliorate Hepatic Fibrosis in Mice," *Front Physiology* 4, no. 9 (December 2018):1 671.

248. C. Callewaert et al., "Bacterial Exchange in Household Washing Machines," *Frontiers in Microbiology* 8, no. 6 (December 2015): 1381; P Prescott et al., "The Skin Microbiome," 1-16.

249. B. Abbasi et al., "The Effect of Magnesium Supplementation on Primary Insomnia in Elderly: A Double-Blind Placebo-Controlled Clinical Trial," Journal of Research in Medical Sciences 17, no. 12 (December 2012): 1161-69.

致　谢

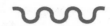

必须承认当"皮肤有益菌"这个标题概念引起我的注意时，我吃了一惊。我最初的想法是：这有什么意义？或许几年前这样的主题一点意义都没有，但时至今日，基于我们对微生物组的认知，将细菌与健康皮肤联系起来可能并不像听起来那么疯狂。我总是以略微不同的方式看待事物或挑战常规，那为什么不写一本关于细菌与健康皮肤的书呢？所以，我写了。

我要感谢卡西·沃格尔（Casie Vogel）、克莱尔·西拉夫（Claire Sielaff）和整个尤利西斯出版团队对我的发掘和在整个创作过程中对我的指导。这简直是一个不可思议的经历！

我要感谢我的家人和朋友一直以来对我的支持和鼓励。

感谢我的食谱测试员：凯文（Kevin）和塞拉（Sierra）。

感谢我的妈妈，她教会了我如何温和自然地护理皮肤。

感谢我的祖母，是她在我小时候带我去保健食品店，点燃了我对营养和自然健康的热情。

感谢奥兹（Ozzy），我的小伙伴，一个坐在我身边或推我出去享受户外活动的人。

感谢梅丽莎（Melissa）和迈克（Mike）两位朋友，感谢他们愿意分享他们的专业知识和智慧。

感谢我的同行朋友和同事，感谢他们相信我的理念，多年来支持我不断向前。谢谢你们！

感谢那些寻求以不同方式看待事物的人。没有你们，我永远不会进步！

关 于 作 者

　　Paula Simpson 是一位整体美容专家，她整合了生物化学、营养、自然健康和美容领域的专业知识，并致力于在医疗、健康和个人护理领域推动创新。Paula 是全球公认的营养护肤配方专家（营养化妆品），其一直致力于创新，以及宣讲在个人护理领域中营养对于促进皮肤健康以及自然美的重要性。她依托于其科学背景，开创了一些成功的营养化妆品和美容保健品牌，部分现已上市。作为一名备受追捧的天然美容和皮肤营养专家，她曾被推荐在包括《E! 新闻》《今夜娱乐》《早安美国》《福克斯新闻》等节目和微软全国广播公司（MSNBC）、KTLA 电视台、美国广播公司（ABC），以及诸如《诱惑力》《赫芬顿邮报》《造型》、Mindbodygreen 网站、《新美容杂志》、PopSugar 网站、《读者文摘》、Refinery29 网站、《Rodale 的有机生命》等媒体上亮相。

译 者 后 记

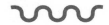

　　近年来，随着皮肤科学的快速发展，人们对皮肤的认识也越来越深入，以此为基础发展形成的维持皮肤健康和美丽的方式、方法也日趋科学合理。科学护肤在受到重视的同时也在实际应用中表现出了预期的显著效果。在所有科学护肤的方式中，"微生态护肤"绝对是绕不开的话题。遗憾的是，我们对皮肤微生态护肤的研究却十分有限。为了详细地掌握皮肤微生态护肤的奥秘，我们在浩瀚的人类知识库中拉网搜寻，意外发现了 Paula Simpson 女士在 2019 年所著的《皮肤有益菌：益生元和益生菌使皮肤更闪亮》(*Good Bacteria for Healthy Skin: Nurture Your Skin Microbiome with Pre-and Probiotics for Clear and Luminous Skin*)。通过仔细通读，感觉本书是很不错的科普著作，无学术专著的枯燥，非常接地气。本书对于准确理解皮肤微生态护肤的基础知识非常有益。于是在中国人民解放军空军特色医学中心皮肤科刘玮教授的支持下我们决定翻译成中文版，为我国微生态护肤的发展提供一点参考和启发。

　　皮肤护理的方式既要科学也要精准，要能够在知其所以然的基础上寻找规律，有的放矢，以更加有效的方式实现皮肤健康和美丽。皮肤受内外环境的影响和调控，外环境如光辐射、污染物等，其影响皮肤的机理已经被我们所深入认知，针对外环境的护肤理论和模式已经相对成熟并取得了显著成效。尽管我们也认识到饮食营养、情绪情感这类内部因素也影响皮肤健康状态，但机制机理和应用模式却进展缓慢。皮肤是诸多神经信号分子的靶器官，皮肤细胞膜上有大量神经内分泌分子的受体蛋白，这些受体或许能够应答神经内分泌分子发挥生物学效应而改善皮肤状态。由饮食营养调控的肠道微生态、神经内分泌系统及皮肤组织所组成的"肠-脑-皮轴"模式或许体现了内环境对皮肤健康的一种调节机制。随着对"肠-脑-皮轴"调控模式研究的不断深入，越来越多有关口服物质如何与肠道微生物互作并利用神经内分泌系统或者循环系统影响皮肤细胞功能的机制有望被发现，从而建立内服物质护肤的科学模式。此外，由情绪波动引起的神经内分泌变化对皮肤状态产生调控的模式也是一种新的潜在护肤模式。这种利用饮食营养通过"肠-脑-皮轴"调控皮肤细胞达到护肤的模式和以外用的方式直接作用皮肤细胞的护肤模式相结合或许是未来护肤的最佳实践模式，这也是我们希望通过翻译这本书来传递的一种新的护肤范式：系统护肤。实际上，系统护肤包括以外用为主的功效护肤，以内服为主的功能护肤和以各类感官调控为主的情绪护肤，这些共同构成全方位的系统护肤模式。

本书内容浅显，作为"系统护肤"理念的一本初级科普读物，本书可以让读者在简单的语言甚至不太严谨的例证中感受和理解"系统护肤"的点滴内容。"肠-脑-皮轴"的内容阐释为"系统护肤"提供了一个简单的科学逻辑，相信"系统护肤"将为大家带来一个更加全面和整体的精准护肤模式。

本书在翻译过程中得到了很多老师和同事的大力支持和帮助，在此向他们致以诚挚的谢意。特别要感谢本书的翻译"小天团"：感谢空军特色医学中心王瑞艳博士，承担着繁重的临床任务还能第一个完成翻译内容，非常不容易！感谢上海市皮肤病医院皮肤与化妆品研究室谈益妹主任以其精湛和丰富的专业知识准确把微生态动态调控和护肤呈现给大家。山东福瑞达生物股份有限公司研发工程师刘菲博士长期关注皮肤微生态在护肤中的前沿进展和应用实践，其所在的企业也有定位"专研微生态科学护肤"的品牌，感谢刘博士能加盟翻译团队！法国勃艮第-弗朗什孔泰大学皮肤学博士王银娟，长期关注微生态与皮肤病的进展，非常感谢王博士能够参与翻译。感谢上海馥盾检测技术有限公司临床测试负责人张馨元医生和复旦大学生命科学学院科研助理徐扬参与本书翻译！正是在她们的辛苦努力下本书得以成形，在翻译本书的过程中我们会为一个医学名词的准确翻译而不断求教专家；也曾为正确翻译一句原文，花很长时间寻找出处并讨论其科学性，以获得最确切的翻译。这种精神让我深受鼓舞！尽管如此，限于译者水平所限，对原著的理解或有偏颇，错误之处在所难免，敬请读者批评指正。

马彦云

2022年5月23日于上海